高等教育医学院校护理专业实训教程

助产实训教程

主编 薛松梅

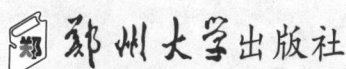
郑州大学出版社

图书在版编目(CIP)数据

助产实训教程 / 薛松梅主编. — 郑州：郑州大学出版社，2021.1
高等教育医学院校护理专业实训教程
ISBN 978-7-5645-7355-3

Ⅰ.①助… Ⅱ.①薛… Ⅲ.①助产学－医学院校－教材 Ⅳ.①R717

中国版本图书馆 CIP 数据核字(2020)第 195187 号

助产实训教程
ZHUCHAN SHIXUN JIAOCHENG

选题总策划	苗 萱	封面设计	苏永生	
助理策划	张 楠	版式设计	凌 青	
责任编辑	薛 晗	责任监制	凌 青	李瑞卿
责任校对	张彦勤			

出版发行	郑州大学出版社有限公司	地　　址	郑州市大学路 40 号(450052)	
出 版 人	孙保营	网　　址	http://www.zzup.cn	
经　　销	全国新华书店	发行电话	0371-66966070	
印　　刷	河南龙华印务有限公司			
开　　本	710 mm×1 010 mm　1 / 16			
印　　张	14	字　　数	209 千字	
版　　次	2021 年 1 月第 1 版	印　　次	2021 年 1 月第 1 次印刷	
书　　号	ISBN 978-7-5645-7355-3	定　　价	65.00 元	

本书如有印装质量问题，请与本社联系调换。

编者名单

主　编　薛松梅
副主编　李　薇　任太芳
编　者（以姓氏笔画为序）
　　　　　王双双　王永淑　牛慧军　宁　洁
　　　　　任太芳　李　敏　李　薇　李枋沄
　　　　　徐贵红　熊欢欢　薛松梅

内容提要

《助产实训教程》涵盖产科、新生儿及妇科等技术操作42项。操作流程按照"评估、准备、实施、评价"的步骤编写,以便学生在学习和应用时形成整体思路。教材编写突出实践性,体现可操作性,图文并茂,配有数字资源,使所列操作内容一目了然。同时,每个实训项目后附有注意事项和相关知识链接,这样更能体现理论与实践紧密结合,便于学生理解和掌握。

本教程适用于助产学专业学生实训及考核,也可供临床助产士参考使用。

前言

随着高校实验教学改革的深入,专业实训课已经向着综合型、能力型、人性化等方向发展。《助产实训教程》是遵循助产学专业人才的培养目标,根据助产士的工作岗位、岗位工作任务及完成任务必须具备的岗位职业能力而开发的实训教材,旨在通过助产实训,培养助产专业学生临床核心能力和操作技能。

《助产实训教程》融入了助产专业的新知识、新技术和新技能,同时,为了实现助产专业知识的系统化,加入了9项妇科技术操作。本教材共涵盖产科、新生儿及妇科等技术操作43项。教材编写体现了现代助产理念,以典型案例导入,以工作情境为载体,强化助产职业能力培养。在结构布局、内容选取、案例设计等方面围绕临床工作实际,设计与岗位工作项目、岗位工作任务、岗位职业能力相对应的项目模块,既注重助产学"三基"内容,又充分体现"人文关怀"的服务理念,加强对学生综合能力和素质的培养,凸显"贴近学生、贴近岗位、贴近社会"的时代特色。教材主线清晰,主题突出,语言流畅,图文结合紧密,体现可操作性,便于教师对学生的指导和学生的自学。

本教材理念先进、模式新颖,采用纸数一体的融合教材编写模式,在传统纸制教材的基础上增加了数字化内容,包括微课、视频、图片等。将传统纸媒内容与数字内容、互联网平台有机融合,从而实现内容与平台、线下与线上服务的无缝对接,打造"互联网+"时代具有综合服务能力的新型立体化教材。采用嵌入式设计在每项技术操作相应页码标记二维码，读者通过扫描二维码获取教材数字内容和服务。

教材编写团队既有在教学一线的优秀教学人员，也有在临床一线身经百战的助产专家，将理论知识与实践操作融会贯通，适用于各层次助产专业学生实训及考核，也可供临床助产士参考使用。

教材在编写过程中参考借鉴了有关书籍和文献资料，在此谨向各位原著作者们致以诚挚的谢意！感谢福建水立方三维数字科技有限公司在数字化内容方面给予的指导与支持！由于编者水平及能力有限，书中难免会有疏漏之处，恳请专家、同学及专业同仁不吝指正，以期日臻完善。

编者

2020 年 8 月

目录

模块一　分娩基础知识 ……………………………………………… 1
　　实训一　产道与胎头 …………………………………………… 3
　　实训二　胎产式、胎先露、胎方位 ……………………………… 10
　　实训三　分娩机制 ……………………………………………… 13

模块二　产前技术 ……………………………………………………… 17
　　实训一　骨盆内外测量 ………………………………………… 19
　　实训二　产前腹部检查 ………………………………………… 25
　　实训三　协助羊膜腔穿刺术 …………………………………… 30
　　实训四　拉玛泽呼吸指导技术 ………………………………… 34
　　实训五　导乐技术 ……………………………………………… 37
　　实训六　产前运动 ……………………………………………… 45

模块三　产时技术 ……………………………………………………… 51
　　实训一　电子胎心监护技术 …………………………………… 53
　　实训二　会阴消毒术 …………………………………………… 58

实训三　产科内诊技术 ··· 61
　　实训四　自然分娩产台准备 ·· 65
　　实训五　正常分娩及新生儿护理 ···································· 69
　　实训六　新生儿窒息复苏 ··· 77
　　实训七　会阴切开缝合术 ··· 85
　　实训八　人工破膜术 ··· 90
　　实训九　异常分娩助产术 ··· 94
　　　　任务一　枕后位、枕横位助产术 ······························ 94
　　　　任务二　肩难产助产术 ··· 99
　　　　任务三　臀位助产术 ··· 105

模块四　产后技术 ··· 111
　　实训一　子宫复旧评估 ··· 113
　　实训二　产后出血处理技术 ··· 117
　　　　任务一　徒手按摩子宫 ·· 117
　　　　任务二　人工剥离胎盘术 ······································· 120
　　　　任务三　宫腔纱布填塞术 ······································· 123
　　实训三　产后会阴湿热敷 ·· 127
　　实训四　会阴红外线照射 ·· 130
　　实训五　产后运动 ··· 133
　　实训六　母乳喂养指导及乳房护理 ······························· 137

模块五　新生儿护理技术 ·· 143
　　实训一　新生儿足底采血术 ··· 145
　　实训二　新生儿疫苗接种术 ··· 150
　　实训三　新生儿听力筛查 ·· 155

实训四　新生儿沐浴 …………………………………… 159
　　实训五　新生儿抚触 …………………………………… 163
　　实训六　新生儿脐部护理技术 ………………………… 169

模块六　妇科护理技术 ……………………………………… 173
　　实训一　妇科检查 ……………………………………… 175
　　实训二　阴道灌洗、擦洗 ……………………………… 180
　　实训三　阴道宫颈上药 ………………………………… 184
　　实训四　人工流产术 …………………………………… 187
　　实训五　阴道脱落细胞采集术 ………………………… 192
　　实训六　宫颈活检术 …………………………………… 196
　　实训七　经阴道后穹隆穿刺术 ………………………… 200
　　实训八　宫内节育器放置术 …………………………… 204
　　实训九　宫内节育器取出术 …………………………… 210

参考文献 …………………………………………………… 214

模块一 分娩基础知识

助产士之歌

实训一 产道与胎头

一、产道

产道是胎儿娩出的通道,分为骨产道与软产道两部分。

(一)骨产道

骨产道指真骨盆,是产道的重要部分。骨产道的大小、形状与分娩关系密切。

1. 骨盆的组成:骨盆由 1 块骶骨、1 块尾骨和左右 2 块髋骨共同组成。每块髋骨由髂骨、坐骨、耻骨融合而成;骶骨由 5~6 块骶椎融合而成,呈楔形;尾骨由 4~5 块尾椎融合而成(图 1-1)。

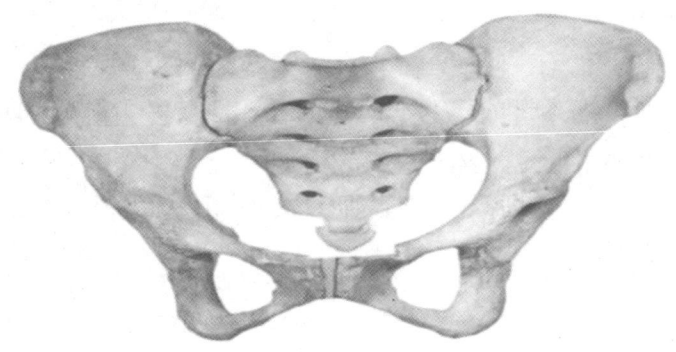

图 1-1 骨盆

2. 骨盆的关节

(1)骶髂关节:位于骨盆后方的两髂骨与骶骨相接处形成的关节。

(2)骶尾关节:骶骨末端与尾骨相连处形成的关节。

(3)耻骨联合:骨盆前方的两耻骨之间,由纤维软骨相连而成的关节(图 1-2)。

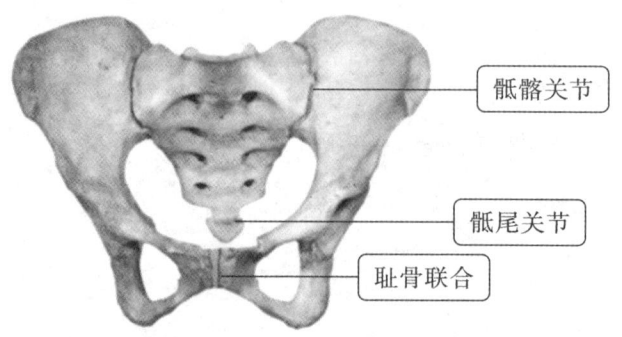

图 1-2　骨盆的关节

3.骨盆的重要骨性标志

(1)髂前上棘:两侧髂骨上缘前端突出的部位。

(2)髂嵴:两侧髂骨的外上缘。

(3)骶骨岬:简称骶岬,是第 1 骶椎椎体上缘向前突出的部分,此骨性标志直接影响骨盆入口前后径的大小。

(4)坐骨棘:位于中骨盆中部,坐骨后缘向骨盆腔内伸出的三角形凸起。体表是无法触摸到坐骨棘的,但是通过阴道内诊检查可在阴道口 5~6 cm 的下方触摸到。

(5)髂耻缘:位于骨盆入口平面两侧,髂骨与耻骨相连接的部分。

(6)坐骨结节:坐骨分为坐骨上支和坐骨下支,在两支骨的汇合处有向后下突起的粗隆就是坐骨结节。

(7)耻骨弓:两侧耻骨降支在耻骨联合下方形成一接近直角的结构,称耻骨弓(图 1-3)。

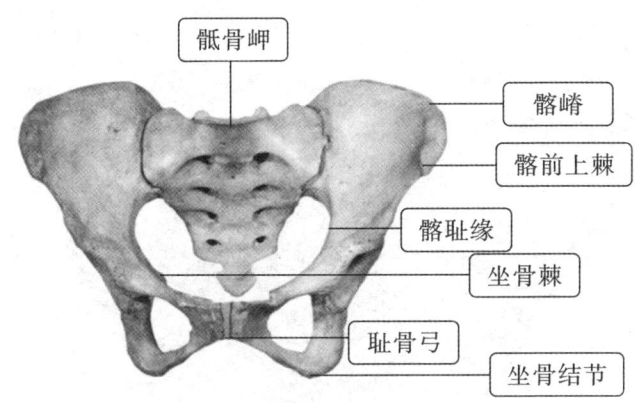

图1-3 骨盆的重要骨性标志

4.骨盆的平面:为了便于理解分娩过程时胎儿通过骨产道的过程,一般将骨盆腔分为3个假想平面和不同径线。

(1)骨盆入口平面:前方为耻骨联合上缘,两侧为髂耻缘,后面为骶岬前缘。是真假骨盆的交界面,呈横椭圆形。此平面有4条重要径线。

1)入口前后径:也称真结合径,是耻骨联合下缘中点至骶岬上缘中点的距离,平均值约为11 cm,是胎先露部进入骨盆入口的重要径线(图1-4)。

2)入口横径:两侧髂耻线间的最大距离,平均值约为13 cm。此径线为入口平面最长的径线。

3)入口斜径:左右各一,左侧骶髂关节至右髂耻隆突间的距离为左斜径,反之为右斜径。平均值约为12.75 cm。

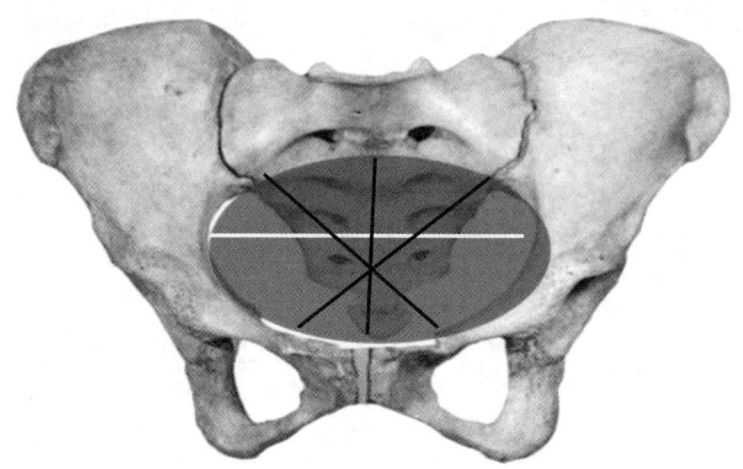

图 1-4　骨盆的入口平面

（2）中骨盆平面：是骨盆最小平面，呈前后径长的纵椭圆形。前方为耻骨联合下缘，两侧为坐骨棘，后方为骶骨下端。此平面有 2 条重要径线（图 1-5）。

1）中骨盆平面前后径：耻骨联合下缘中点通过两侧坐骨棘连线中点至骶骨下端间的距离，平均值约为 11.5 cm。

2）中骨盆平面横径：也称坐骨棘间径，为两坐骨棘间的距离，平均值约为 10 cm，其长短与分娩关系密切。

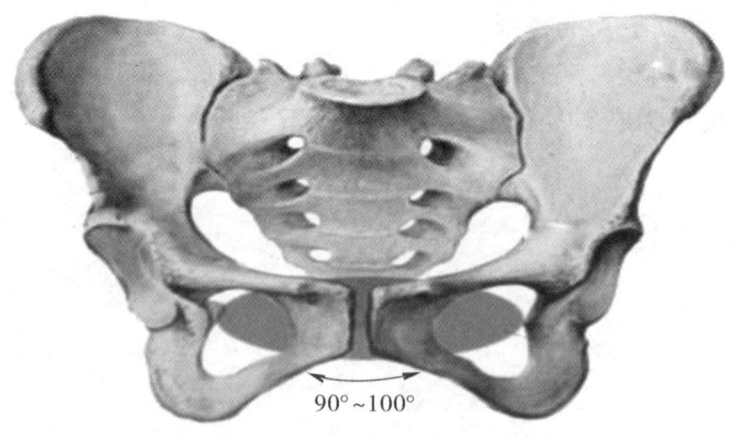

图 1-5　骨盆的中骨盆平面

(3)骨盆出口平面:由2个不在一个水平面上的三角区组成。坐骨结节间径为2个三角共同的底,前三角平面的顶为耻骨联合下缘,两侧为耻骨弓;后三角平面的顶为骶尾关节,两侧为骶结节韧带。此平面有4条径线(图1-6)。

1)出口前后径:耻骨联合下缘至骶尾关节间的距离,平均值约为11.5 cm。

2)出口横径:也称坐骨结节间径,为两坐骨结节内侧缘间的距离,平均值约为9 cm。是出口的重要径线。

3)出口前矢状径:耻骨联合下缘至坐骨结节间径中点的距离,平均值约为6 cm。

4)出口后矢状径:骶尾关节至坐骨结节间径中点的距离。平均值约为8.5 cm。

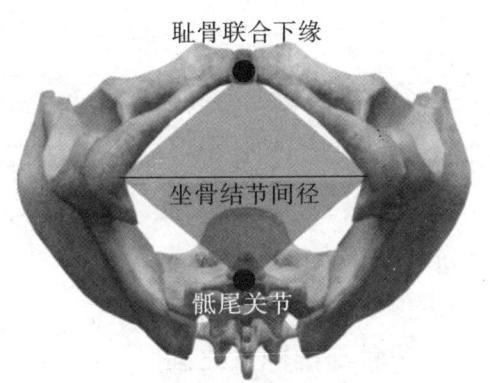

图1-6 骨盆的出口平面

(二)软产道

软产道是由子宫下段、宫颈、阴道及骨盆底软组织构成的管道。

1. 子宫下段的形成:子宫下段由非孕时长约1 cm的子宫峡部形成。临产后的规律宫缩进一步使子宫下段拉长达7~10 cm。由于子宫肌纤维的缩复作用,子宫上段的肌壁越来越厚,子宫下段的肌壁被牵拉越来越薄。由于子宫上下段的肌壁厚薄不同,在两者间的子宫内面有一环状隆起,称为生理缩复环。

2. 宫颈的变化

(1) 宫颈管消失：临产前的宫颈管长约 2 cm，临产后宫颈内口向上向外扩张，宫颈管形成漏斗形，随后宫颈管逐渐变短直至消失，成为子宫下段的一部分。初产妇多是宫颈管先消失，宫颈外口后扩张；经产妇则多是宫颈管消失与宫颈外口扩张同时进行。

(2) 宫口扩张：临产前，初产妇的宫颈外口仅容一指尖，经产妇则能容纳一指。临产后，宫口扩张主要是子宫收缩及缩复向上牵拉的结果。随着产程进展，宫口开全(10 cm)时，妊娠足月的胎头方能通过。

3. 阴道、骨盆底及会阴的变化　破膜后胎先露部下降直接压迫骨盆底，阴道黏膜皱襞展平使腔道加宽。肛提肌使 5 cm 厚的会阴体变成 2~4 mm 薄的组织，临产后，会阴体虽能承受一定压力，但分娩时若会阴保护不当，也容易造成裂伤。

二、胎头

足月儿的胎头是胎体最大部分，也是通过骨产道最困难的部分。胎儿头颅是由 2 块顶骨、2 块额骨、2 块颞骨及 1 块枕骨构成。

(一) 颅缝

颅缝是颅骨之间的缝隙，重要的有 4 条。

1. 矢状缝：位于头顶部中央，两顶骨之间。
2. 冠状缝：位于两顶骨与两额骨之间。
3. 额缝：位于两额骨之间。
4. 人字缝：位于枕骨与顶骨之间。

(二) 囟门

1. 前囟：呈菱形，由额缝、冠状缝和矢状缝汇合而成，位于胎头前方，也称大囟门。通常在出生后 12~18 个月内闭合。
2. 后囟：呈三角形，由矢状缝与人字缝汇合而成，位于胎头后方，也称小囟门。通常在出生后 2~4 个月内闭合(图 1-7)。

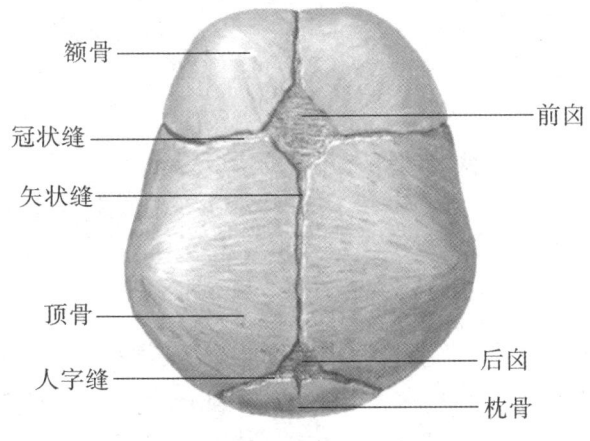

图1-7 胎头的囟门

(三)胎头径线

1. 枕下前囟径:位于头顶部中央,两顶骨之间从前囟中央至枕骨隆突下方的距离,又称小斜径,妊娠足月时平均为9.5 cm。

2. 枕额径:从鼻根至枕骨隆突的距离,妊娠足月时平均为11.3 cm。

3. 枕颏径:从颏骨下方中央至后囟顶部的距离,又称大斜径,妊娠足月时平均为13.3 cm。

4. 双顶径:是胎头的最大横径,两顶骨隆突之间的距离,妊娠足月时平均为9.3 cm(图1-8)。

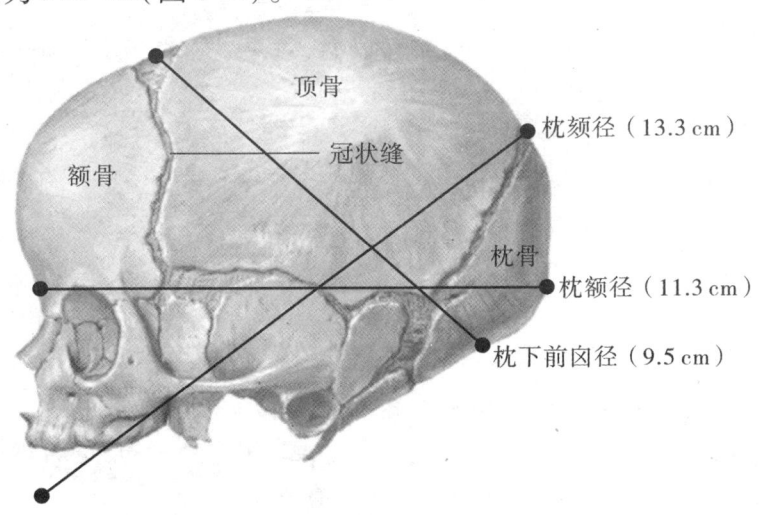

图1-8 胎头经线

实训二 胎产式、胎先露、胎方位

胎产式、胎先露和胎方位是描述胎儿在宫内位置的3个重要指标。妊娠32周之后,胎儿在宫内的位置和姿势相对恒定,需要尽早确定胎位,以便及时纠正异常胎位,决定分娩方式。

(一) 胎姿势

1. 胎儿在子宫内采取的姿势称为胎姿势。
2. 正常胎姿势:胎头俯屈,颏部贴近胸壁,脊柱略前弯,四肢屈曲交叉于胸腹部前方。整个胎体成为头端小、臀端大的椭圆形(图1-9)。

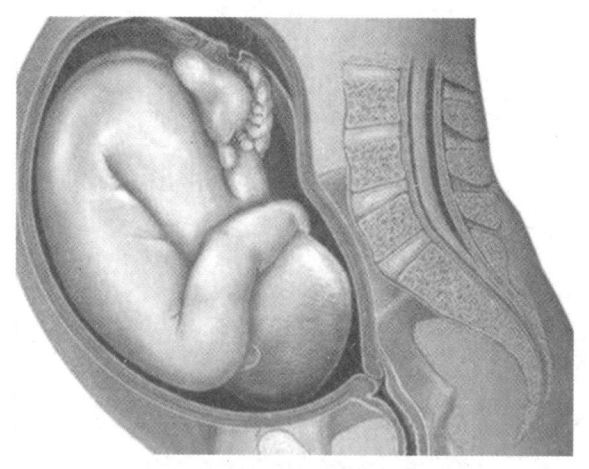

图1-9 胎姿势

(二) 胎产式

1. 胎体纵轴与母体身体纵轴间的关系称胎产式。
2. 两纵轴平行为纵产式;两纵轴垂直为横产式;两纵轴交叉为斜产式,属暂时的,多数转为纵产式,偶尔转为横产式(图1-10)。

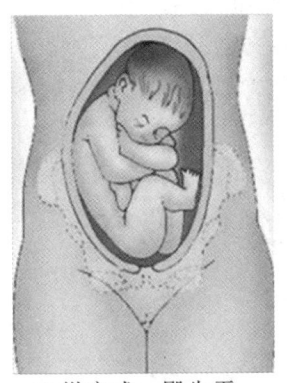 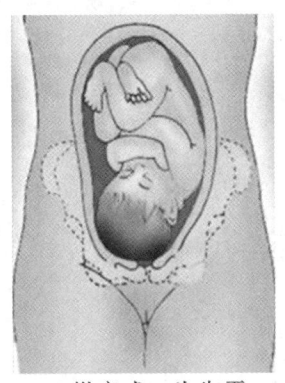 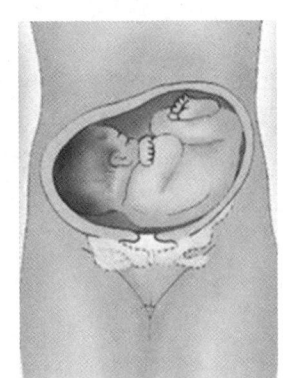

1.纵产式：臀先露　　　2.纵产式：头先露　　　3.横产式

图1-10　胎产式

（三）胎先露

1.最先进入骨盆入口的胎儿部分称为胎先露。

2.纵产式有头先露及臀先露；横产式有肩先露。根据胎头屈伸程度，头先露分为枕先露、前囟先露、额先露及面先露（图1-11）；根据入盆先露部分不同，臀先露分为混合臀先露、单臀先露、单足先露、双足先露（图1-12）。

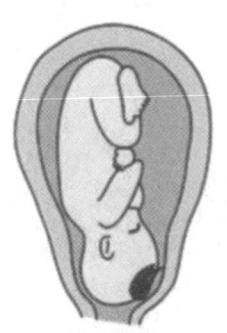 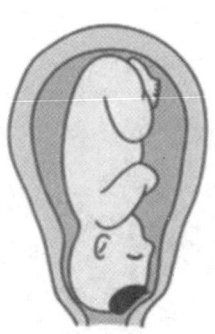 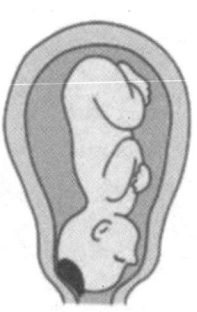 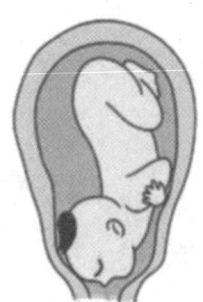

1.枕前位　　　2.前囟先露　　　3.额先露　　　4.面先露

图1-11　头先露种类

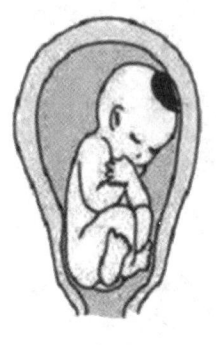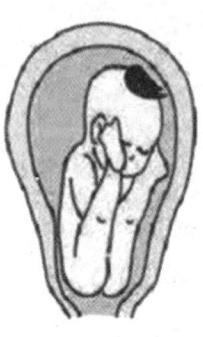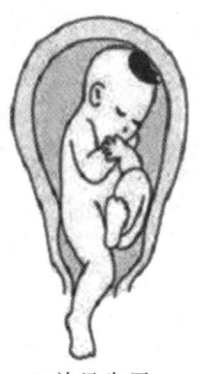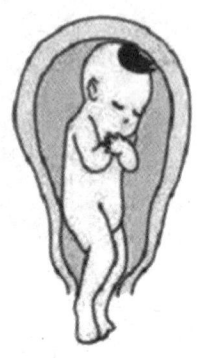

1.混合臀先露　　2.单臀先露　　3.单足先露　　4.双足先露

图1-12　臀先露种类

(四)胎方位

1.胎方位:胎儿先露部的指示点与母体骨盆的关系称为胎方位。正常胎方位为枕左前位和枕右前位。

2.将母体骨盆腔分为左前、右前、左后、右后、左横及右横6个部分。枕先露以枕骨、面先露以颏骨、臀先露以骶骨、肩先露则以肩胛骨为指示点。根据指示点与母体骨盆的关系,有不同的胎位(表1-1)。

表1-1　胎方位种类

纵产式 (99.75%)	头先露	枕先露 (95.55%～ 97.55%)	枕左前(LOA)、枕左横(LOT)、枕左后(LOP)
			枕右前(ROA)、枕右横(ROT)、枕右后(ROP)
		面先露 (0.2%)	颏左前(LMA)、颏左横(LMT)、颏左后(LMP)
			颏右前(RMA)、颏右横(RMT)、颏右后(RMP)
	臀先露		骶左前(LSA)、骶左横(LST)、骶左后(LSP)
			骶右前(RSA)、骶右横(RST)、骶右后(RSP)
横产式 (0.25%)	肩先露		肩左前(LScA)、肩左后(LScP)
			肩右前(RScA)、肩右后(RScP)

实训三 分娩机制

分娩机制是指胎儿先露部在通过产道时,为适应骨盆各平面的不同形态,被动地进行一连串的适应性转动,以其最小径线通过产道的过程。临床工作中枕先露占 95.55%~97.55%,又以枕左前位最多见。现以枕左前位为例说明分娩机制。

(一)衔接

1. 胎头双顶径进入骨盆入口平面,胎头颅骨最低点接近或达到坐骨棘水平,称衔接。

2. 正常情况下,胎头以半俯屈状态进入骨盆入口,以枕额径衔接,由于枕额径大于骨盆入口前后径。胎头矢状缝坐落在骨盆入口右斜径上,胎头枕骨在骨盆左前方(图1-13)。

3. 意义:经产妇多在分娩开始后胎头衔接,部分初产妇在预产期前1~2周内胎头衔接。胎头衔接表明不存在头盆不称。若初产妇已临产而胎头仍未衔接,应警惕有头盆不称。

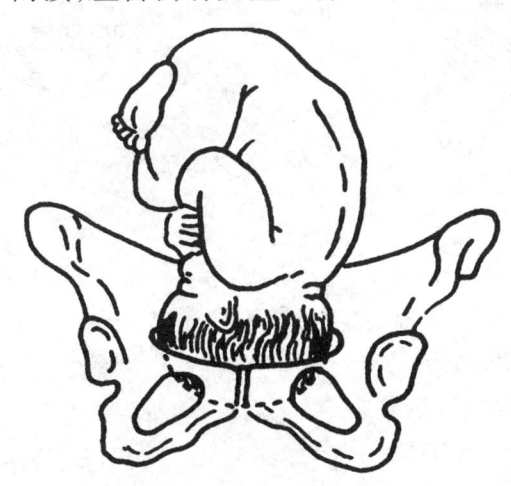

图1-13 胎头衔接

(二) 下降

1. 胎头沿骨盆轴前进的动作称下降。
2. 下降动作贯穿于分娩全过程,并与其他动作相伴随。胎头在下降过程中完成了俯屈、内旋转、仰伸、复位及外旋转等一系列动作。
3. 意义:下降是胎儿娩出的首要条件。临床上常常以胎先露下降程度作为判断产程进展的标志之一。

(三) 俯屈

1. 胎头继续下降至骨盆底时,胎头遇到肛提肌阻力发生俯屈,下颏接近胸部(图1-14)。
2. 意义:胎头俯屈后由原来的枕额径(11.3 cm)变为枕下前囟径(9.3 cm),以最小径线适应产道形态,利于胎头继续下降。如俯屈不良可导致头位难产。

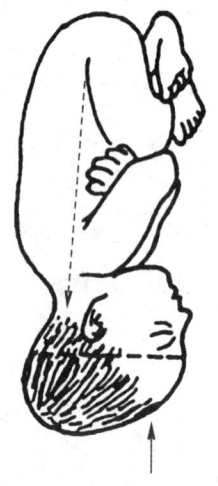 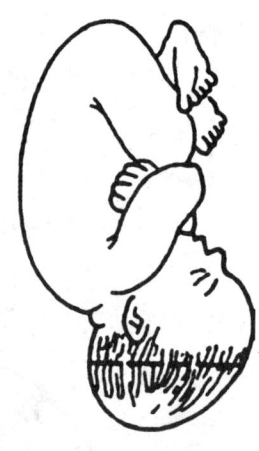

图1-14 胎头俯屈

(四) 内旋转

1. 胎头下降至中骨盆时,为适应中骨盆及骨盆出口平面前后径大于横径的特点而旋转,使矢状缝与中骨盆及骨盆出口前后径相一致的动作,称内旋转(图1-15)。
2. 内旋转动作从中骨盆平面开始至骨盆出口平面完成。内旋转时,枕左前位的胎头向前向中线旋转45°时,后囟转至耻骨弓下方。一般在第一产程末完成内旋转动作。

3. 意义:内旋转不良易引起持续性枕后位或者持续性枕横位。

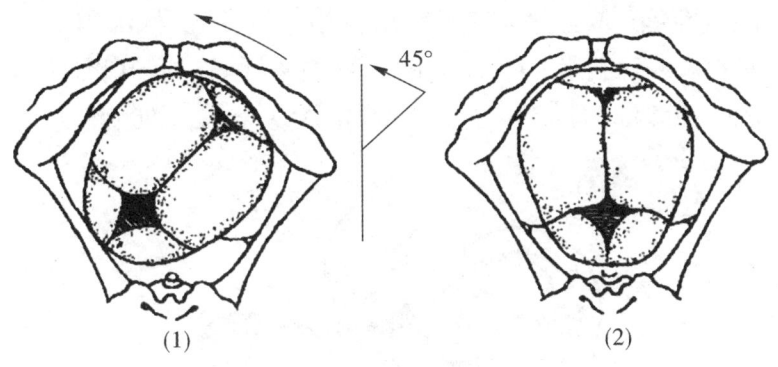

图1-15　胎头内旋转

(五)仰伸

1. 完成内旋转后,俯曲的胎头下降达阴道外口时,宫缩和腹压继续迫使胎头下降,而肛提肌反射性收缩,将胎头向前推进,二者合力使胎头枕骨下部达耻骨联合下缘时,以耻骨弓为支点,胎头逐渐仰伸,胎头的顶、额、鼻、口、颏相继娩出(图1-16)。

2. 意义:当胎头仰伸时,胎儿双肩径沿左斜径进入骨盆入口。助产士应协助胎头仰伸。

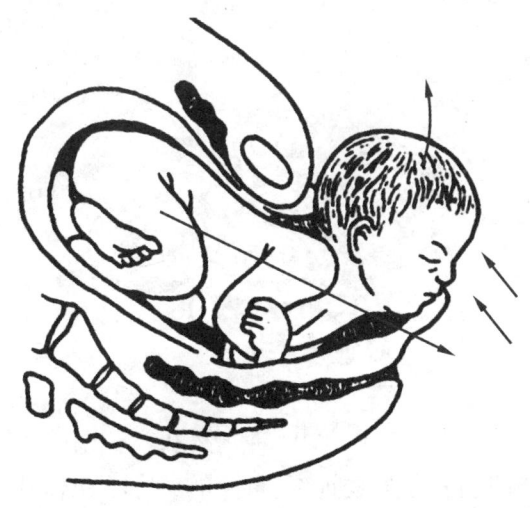

图1-16　胎头仰伸

(六)复位及外旋转

1. 当胎头娩出后,胎头枕部向母体左侧旋转45°,恢复胎头与胎肩正常位置关系,称复位。胎肩在盆腔内继续下降,胎肩向前向中线转动45°,胎儿双肩径转成与骨盆出口前后径相一致,胎头枕部需要在外继续向左旋转45°,以保持胎头与胎肩的垂直关系,称外旋转(图1-17)。

2. 意义:分娩时,助产士应及时协助胎头复位及外旋转。

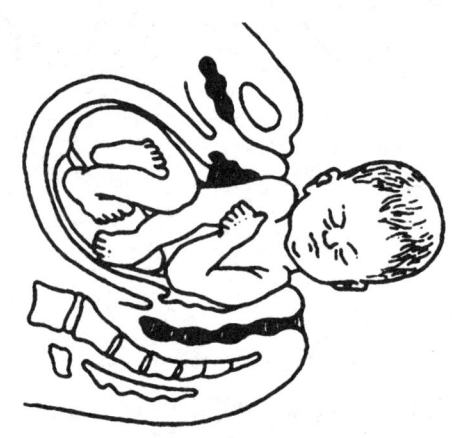

图1-17 胎头外旋转

(七)胎肩及胎体娩出

胎头完成外旋后,胎儿前(右)肩先从耻骨弓下娩出,随即(右)肩从会阴前缘娩出(图1-18)。待胎儿双肩娩出后,胎体及下肢相继娩出。

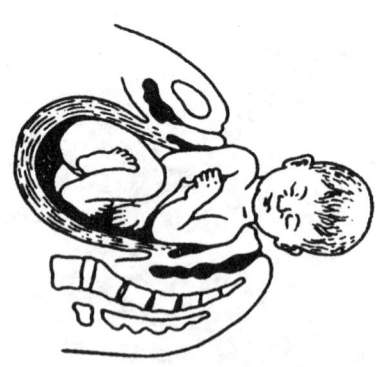

图1-18 胎肩娩出

注意:分娩机制各动作是连续进行的,下降动作贯穿分娩的始终。

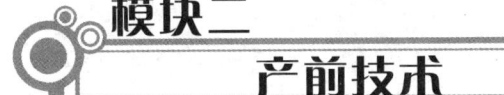

模块二　产前技术

实训一　骨盆内外测量

【案例】

孕妇××,27 岁,G_1P_0,停经 32 周,入院进行定期产检。近 2 d,足部晚间感肿胀,白天可消失,上腹部饱胀感。

问题:
1. 影响骨盆外测量准确性的因素有哪些?应如何避免?
2. 此时应对该孕妇进行哪些健康教育?

【实训目的】

1. 通过骨盆外测量间接判断骨盆大小及其形状。
2. 通过骨盆内外测量初步判断胎儿能否通过骨产道。

【操作流程】

骨盆内外测量操作流程见表 2-1。

表 2-1　骨盆内外测量操作流程

骨盆内外测量

项目	操作步骤	要点说明
评估	孕妇一般情况、预产期及配合程度	
准备	1. 操作者:着装整洁,洗手,戴口罩	
	2. 用物:骨盆模型、骨盆外测量器、直尺、无菌手套、碘伏、笔、记录单等	◆ 用物摆放整齐
	3. 孕妇:理解操作目的;排空膀胱,仰卧	◆ 消除孕妇紧张心理
	4. 环境:清洁安静,光线充足,室温适宜,屏风遮挡,保护孕妇隐私	
实施	1. 核对:备齐用物,携至床旁,再次核对	
	2. 安置体位:协助孕妇仰卧于检查床上,将外裤向下拉至耻骨联合,检查者站于孕妇右侧	◆ 注意保暖,避免暴露过多
	3. 外测量主要径线	
	▲髂棘间径(图2-1) 孕妇取仰卧位,两腿伸直,稍分开,测量两侧髂前上棘外缘间的距离	◆ 髂棘间径正常值为 23～26 cm
	▲髂嵴间径(图2-2) 孕妇取仰卧位,两腿伸直,稍分开,测量两侧髂嵴外缘最宽的距离	◆ 髂嵴间径正常值为 25～28 cm
	▲骶耻外径(图2-3) 孕妇取左侧卧位,背向检查者,左腿稍屈曲,右腿伸直,测量第5腰椎棘突下凹陷处至耻骨联合上缘中点的距离	◆ 第5腰椎棘突下凹陷处相当于腰骶部米氏菱形窝的上角或髂嵴连线中点下1.5 cm处 ◆ 骶耻外径正常值为 18～20 cm
	▲坐骨结节间径(图2-4) 孕妇取仰卧屈膝位,双手抱两膝,两腿略分开,测量两侧坐骨结节内侧缘间的距离	◆ 坐骨结节间径正常值为 8.5～9.5 cm
	▲耻骨弓角度(图2-5) 孕妇取仰卧屈膝位,双手抱两膝,两腿略分开,检查者用两拇指尖斜着对拢,放于两耻骨联合下缘,两拇指平放于耻骨降支的上面,测量两拇指间的角度	◆ 此角度间接反映骨盆出口横径的宽度,正常为90°,<80°为异常

续表2-1

项目	操作步骤	要点说明
实施	4.消毒润滑:内测量前常规用碘伏消毒外阴,检查者戴手套并润滑手套	◆注意严格无菌操作,检查者动作轻柔与孕妇配合
	5.内测量主要径线 ▲对角径(骶耻内径)(图2-6) 检查者将一手的示指和中指放入阴道,用中指尖触骶岬上缘中点,示指上缘紧贴耻骨联合下缘,以另一手正确标记此接触点,抽出手指后,用直尺测量中指尖到接触点距离	◆对角径正常值为12.5~13 cm
	▲坐骨棘间径(图2-7) 检查者将一手的示指、中指放入阴道内,分别触及两侧坐骨棘,估计其间距	◆坐骨棘间径正常值约为10 cm
	6.整理用物,洗手,记录	
评价	1.测量各径线时采取的体位正确	
	2.能准确寻找体表骨性标志	
	3.能正确握持骨盆测量器	
	4.操作中体现人文关怀,护患沟通良好	

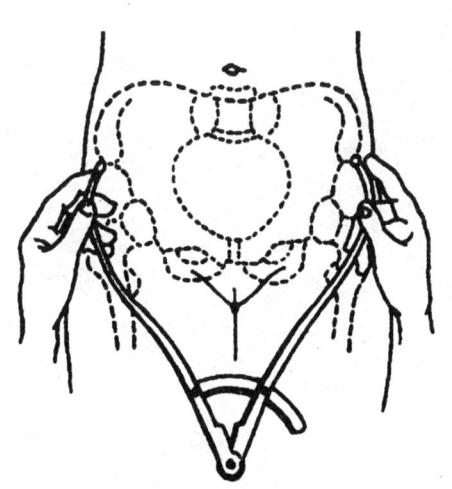

图2-1 测量髂棘间径

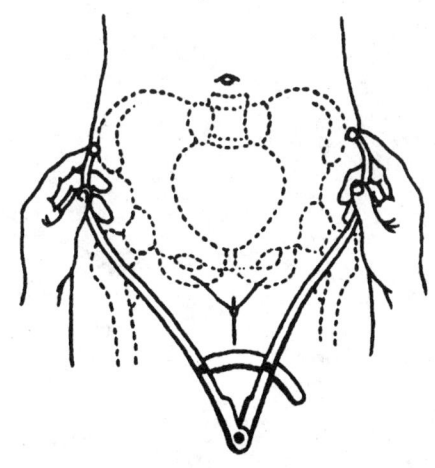

图2-2 测量髂嵴间径

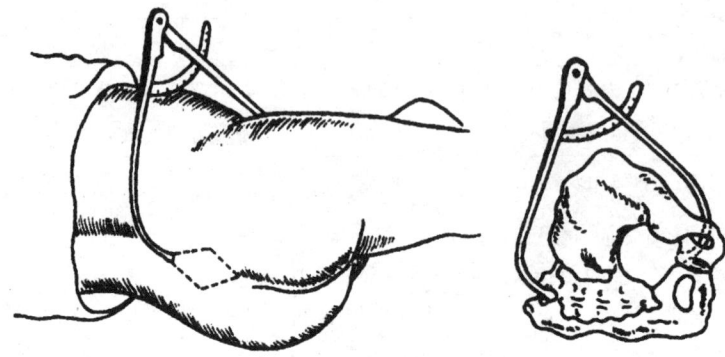

图 2-3　测量骶耻外径

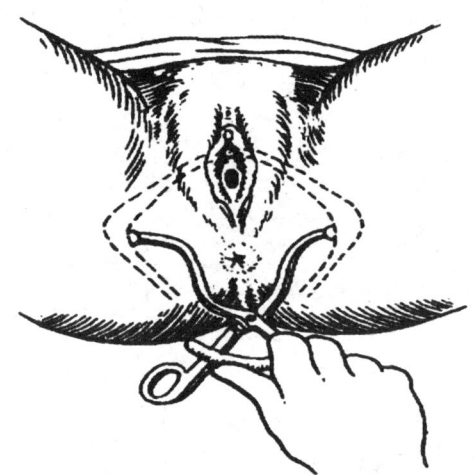

图 2-4　测量坐骨结节间径

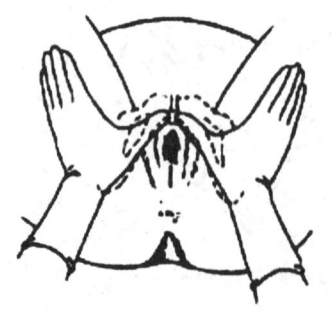 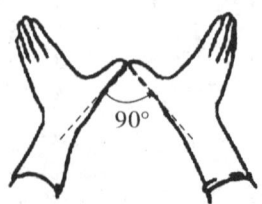 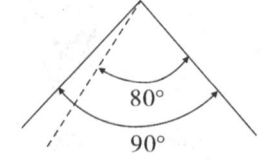

图 2-5　测量耻骨弓角度

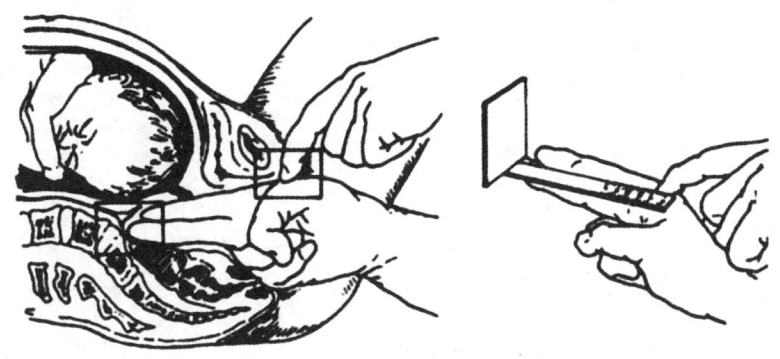

图2-6　测量对角径

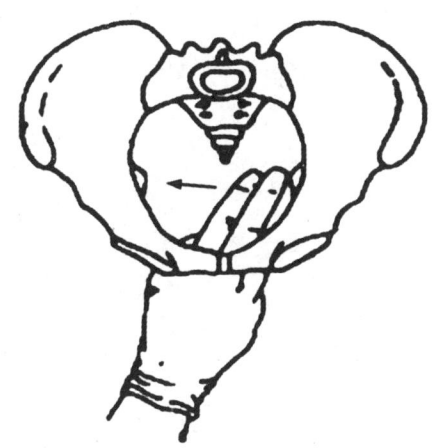

图2-7　测量坐骨棘间径

【注意事项】

1.持器姿势要标准,骨盆各径线取点正确规范。

2.骨盆外测量有异常时,需进一步进行骨盆内测量。

3.阴道检查注意严格无菌操作,右手进入阴道时,避免碰触大腿、肛门等部位。

4.对产前出血的孕妇,如必须进行阴道检查时,应做好输液、输血和手术的准备。

【相关知识链接】

1. 测量坐骨棘间径的意义是什么？

坐骨棘间径是中骨盆最短径线，此径线过小会影响分娩过程中胎头的下降。

2. 什么情况下需要进行骨盆内测量？

骨盆内测量适用于骨盆外测量有狭窄、肛门检查不能明确胎先露与宫口扩张情况、产程不顺利需要查找原因、阴道助产前常规检查、胎儿出现宫内窘迫等情况者。

一般于妊娠24~36周行骨盆内测量。妊娠最后1个月避免行不必要的阴道检查。

实训二　产前腹部检查

【案例】

孕妇××,28 岁,G_1P_0,停经36周,入院进行定期产检,自述17周起自觉胎动。停经后无阴道出血,无腹痛和大小便异常。

问题:

如何判断胎儿生长发育及胎位情况?

【实训目的】

1. 判定子宫大小是否与孕周相符。
2. 判断胎儿发育、胎方位以及胎心是否正常。
3. 估计胎儿的大小和羊水量多少。

【操作流程】

产前腹部检查操作流程见表2-2。

表2-2　产前腹部检查操作流程

项目	操作步骤	要点说明
评估	评估孕妇年龄、孕产史、本次妊娠情况、腹部皮肤情况、预产期、诊断和配合程度	

续表 2-2

产前腹部检查

项目	操作步骤	要点说明
准备	1.操作者:核对、解释操作目的,着装整洁,洗手,戴口罩	◆严格执行查对制度
	2.用物:血压计、体重秤、软尺、胎心听诊器(听筒或超声多普勒胎心听诊仪)、医用超声耦合剂、秒表	◆按使用先后顺序将用物摆放整齐
	3.孕妇:理解操作目的,排空膀胱	
	4.环境:清洁安静,光线充足,室温适宜	◆最好在检查室内进行,注重保护孕妇隐私
实施	1.核对,解释操作的目的及配合要求	◆消除孕妇紧张情绪
	2.测量血压:协助孕妇取坐位,手臂与心脏在同一水平,测量血压	◆测量前让孕妇静坐 5 min ◆孕妇如仰卧,头部稍抬高,以增加胎儿血供
	3.测量体重	
	4.安置体位:协助孕妇仰卧,头部稍垫高,两腿略屈曲分开,腹部充分袒露	◆操作者站在孕妇右侧。注意保暖,避免暴露过多
	5.腹部视诊:观察腹部外形及大小,腹壁有无妊娠纹、手术瘢痕和水肿等	◆腹部过大者,应考虑双胎、羊水过多、巨大胎儿的可能;腹部过小、子宫底过低者,应考虑胎儿生长受限、孕周推算错误等;孕妇腹部向前突出或向下悬垂,考虑有骨盆狭窄的可能
	6.腹部触诊 ▲测宫底高度和腹围 用双手触摸子宫底部,了解子宫外形,摸清宫底后,用软尺自耻骨联合上缘中点量至子宫底最高处,即为子宫底高度。用软尺经脐平测量腹周径即腹围	◆注意腹壁肌肉紧张度、羊水量的多少以及子宫肌的敏感度

续表2-2

项目	操作步骤	要点说明
实施	▲四步触诊法 第一步:检查者双手置于子宫底部,了解子宫外形并摸清子宫底高度,估计胎儿大小与妊娠月份是否相符。用双手指腹相对轻推,判断子宫底部的胎儿部分,是胎头还是胎臀(图2-8) 第二步:检查者将双手分别置于腹部左右两侧,一手固定,另一手轻轻深按检查,两手交替,分辨胎背及胎儿四肢的位置(图2-9) 第三步:检查者右手置于耻骨联合上方,拇指与其余四指分开,轻轻深按并握住先露部,进一步鉴别是胎头还是胎臀,握住先露部,左右轻轻推动以确定是否衔接(图2-10) 第四步:检查者双手置于胎先露部的两侧,轻轻向骨盆入口方向向下深压,再次判断先露部的判断是否正确,并确定其入盆的程度(图2-11)	◆检查子宫大小、胎产式、胎先露、胎方位及先露是否衔接 ◆在操作前三步时,检查者面向孕妇,在操作第四步时,检查者面向孕妇足端 ◆注意观察孕妇有无不适
	7.听诊胎心:孕妇两腿放平伸直,检查者持胎心听筒或多普勒胎心听诊器,在靠近胎背侧上方的孕妇腹壁上听取胎心音,听诊1 min(图2-12)	◆枕先露:妊娠24周前,胎心音多在脐下正中或稍偏左或右听到;24周后在靠近胎背侧上方孕妇腹壁最清晰 ◆胎心音正常时为120~160次/min
	8.整理,清洗双手,填写检查记录	◆向孕妇说明检查结果
评价	1.操作程序正确,孕妇体位选择适当	
	2.宫高测量方法及数据准确	
	3.胎方位、胎先露判断基本正确,胎心听诊部位选择正确	
	4.操作中体现人文关怀,护患沟通良好	

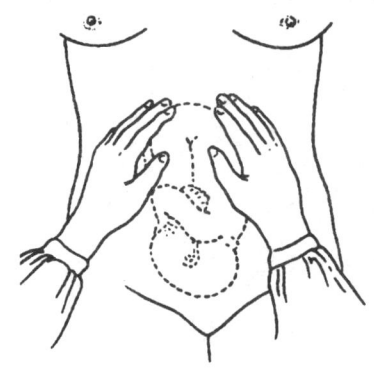
图2-8 触诊第一步

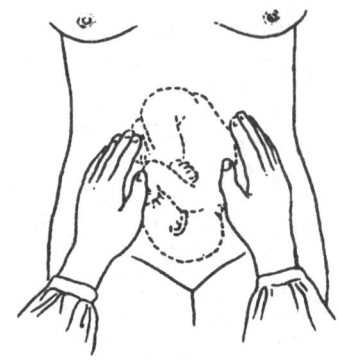
图2-9 触诊第二步

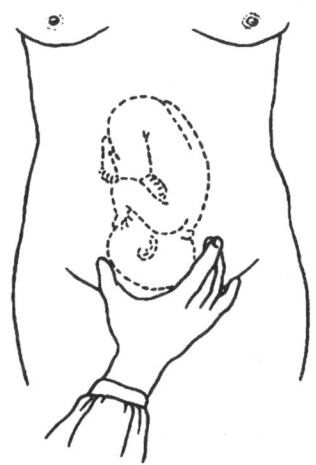
图2-10 触诊第三步

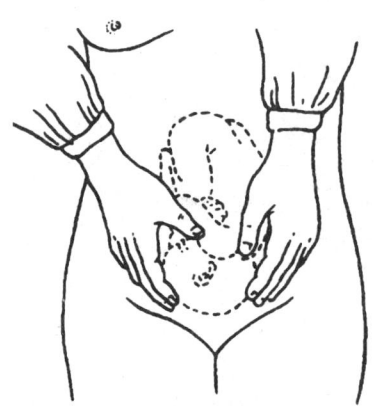
图2-11 触诊第四步

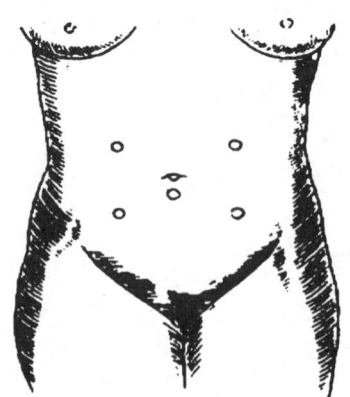
图2-12 胎心音听诊部位

【注意事项】

1. 孕期体重增加约 12.5 kg，平均每周增加 0.5 kg，如短时间内增加过快，应注意巨大胎儿、羊水过多、妊娠水肿等情况，若体重增加不多或一段时间不增加，应注意孕妇营养状况及胎儿生长情况。

2. 正常妊娠期血压不应超过 140/90 mmHg（1 mmHg=0.133 kPa），或与基础血压相比不超过 30/15 mmHg，妊娠晚期警惕妊娠期高血压的发生。

3. 腹部检查前，孕妇要排空膀胱。检查者手要温暖，力度适当，不宜过重或过轻。用皮尺测量腹围和宫高时，皮尺松紧要适宜，如果腹围和宫高增长缓慢，不符合妊娠周数，应注意胎儿生长受限。

4. 听胎心时，应注意胎心的频率（节律），注意与脐带杂音、孕妇脉搏相鉴别。孕晚期，孕妇腹壁敏感变硬时，协助其左侧卧位，稍休息后再实施听诊。

【相关知识链接】

1. 首次产前检查的时间应从何时开始？多长时间检查一次？

首次产前检查的时间应从确诊早孕开始。孕 13~28 周每月检查 1 次；孕 28~35 周每 2 周检查 1 次，预防高危情况；孕 36~40 周每周检查 1 次，为分娩做准备。

2. 产科检查包括哪些内容？

产科检查包括腹部检查、产道检查、阴道检查和肛门指诊检查。

3. 月经规则的孕妇和月经不规则的孕妇如何推算预产期？

月经规则的孕妇可按末次月经推算预产期，推算方法为：从末次月经第一天算起，月份加 9 或减 3，日期加 7。

月经不规则的孕妇可根据早孕反应开始时间、胎动开始时间、宫底高度和 B 超测得胎头双顶径值来推算预产期。

实训三 协助羊膜腔穿刺术

【案例】

孕妇××,38 岁,G_2P_1,停经 16 周,入院进行定期产检,医生建议进行羊膜腔穿刺。

问题:

1. 羊膜腔穿刺的适应证是什么?
2. 羊膜腔穿刺的最佳孕周是什么时间?

【实训目的】

1. 判断胎儿是否有染色体异常、神经管缺陷及某些能在羊水中反映出的遗传代谢疾病。
2. 子宫内胎儿溶血的判定。

【操作流程】

协助羊膜腔穿刺术操作流程见表 2-3。

表 2-3 协助羊膜腔穿刺术操作流程

项目	操作步骤	要点说明
评估	评估孕妇年龄、孕产史、本次妊娠情况、心理状态、对穿刺的认知和配合程度	

续表 2-3

项目	操作步骤	要点说明
准备	1. 操作者:核对、解释操作目的,着装整洁,洗手,戴口罩	◆ 严格执行查对制度
	2. 用物:脊髓穿刺针、碘伏、无菌棉签、手套、胶布、20 mL 注射器、有盖试管、超声波、超声波探头保护套	◆ 用物有序摆放
	3. 孕妇:理解操作目的,排空膀胱	
	4. 环境:清洁安静,光线充足,室温适宜	◆ 注重保护孕妇隐私
实施	1. 核对,解释操作目的及配合要求	◆ 消除孕妇紧张情绪
	2. 安置体位:协助孕妇取仰卧位,露出腹部到耻骨联合之间的区域	◆ 操作前指导孕妇摆动腰腹部 10 min ◆ 月份较大者取头高足低位
	3. 穿刺点选择:协助医生以超声波定位,检查胎儿的大小、胎盘和羊膜腔的位置,选择穿刺部位	◆ 穿刺时宜避开胎盘、胎儿、脐带、膀胱及动脉
	4. 皮肤消毒以穿刺点为圆心,由内向外,环形方法消毒皮肤,消毒 3 次	◆ 消毒不留空隙,每次范围小于前一次,最后一次消毒大于孔巾直径
	5. 穿刺:协助医生戴手套,将超声波探头带上无菌保护套。医生在超声波的引导下,以穿刺针刺入羊膜腔(图 2-13)	◆ 消除孕妇紧张情绪 ◆ 告诉孕妇避免碰触到洞巾内的无菌区域
	6. 抽取羊水:助产士戴无菌手套,协助将 20 mL 空针连接到穿刺针上,先抽取少量羊水(2 mL)丢弃,再抽取 20 mL,装入有盖试管	◆ 先抽取的少量羊水可能混有孕妇血液,为避免影响检查结果,弃置不用
	7. 拔针:拔出穿刺针,用纱布按压 3 min,用纱布或胶布将穿刺伤口覆盖	◆ 试管放置安全,并贴上标签
	8. 检查后护理:向孕妇解释检查结束;协助孕妇擦干腹部;请孕妇休息 30 min 以观察胎心音的变化	◆ 指导孕妇回家后的注意事项
	9. 整理,清洗双手,填写检查记录	◆ 向孕妇说明检查结果需要 2~3 周

续表2-3

项目	操作步骤	要点说明
评价	1.操作程序正确,孕妇体位选择适当	
	2.操作过程中观察孕妇生命体征,与医生配合好	
	3.操作中体现人文关怀,护患沟通良好	

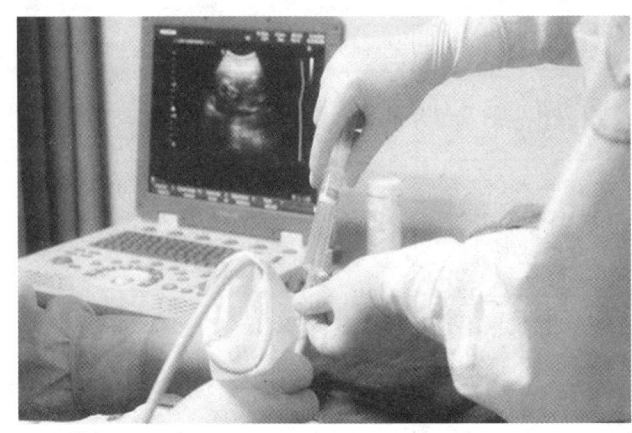

图2-13 穿刺

【注意事项】

1.穿刺当天孕妇回家后应多休息,并注意有无出血、宫缩、羊水漏出、疼痛、胎儿活动少等症状,必要时需要返院检查。

2.羊膜穿刺术的安全性为97%～99%,约2%～3%的孕妇会出现轻微子宫收缩或者阴道出血,一般休息后即可缓解;较严重的并发症有早期破水、早产甚至流产。

3.羊水正常的颜色是清澈的淡黄色,若有溶血问题时会出现黄色。若有胎粪污染则羊水呈现绿色,此时要注意是否合并有胎心率减慢,警惕发生胎儿窘迫。

【相关知识链接】

羊膜腔穿刺的适应证与禁忌证有哪些?

适应证:①高龄产妇,年龄大于35周岁;②近亲结婚的孕妇;③习惯性流产的孕妇;④曾有分娩过染色体异常儿的孕妇;⑤夫妇为染色体平衡易位者;⑥X连锁遗传病携带者;⑦孕早期曾接受大量放射线,服用过可能致畸的药物;⑧掌指纹异常者、掌心横纹为猿线等;⑨B超检查胎儿可能有神经管缺损者。

禁忌证:①先兆流产者;②体温高于37.4 ℃者;③有出血倾向(血小板≤$70×10^9$/L,凝血功能检查异常)者;④有盆腔或宫腔感染征象者;⑤单纯性别鉴定者。

实训四　拉玛泽呼吸指导技术

【案例】

孕妇××,28 岁,G_1P_0,停经 28 周,进行定期产检。

问题:

助产士如何为孕妇及家属指导拉玛泽呼吸法?

拉玛泽呼吸
指导技术

【实训目的】

1. 运用拉玛泽呼吸法减轻孕后期的不适。
2. 将孕妇注意力从分娩转向呼吸,达到减轻分娩疼痛的目的。

【操作流程】

拉玛泽呼吸指导技术操作流程见表 2-4。

表 2-4　拉玛泽呼吸指导技术操作流程

项目	操作步骤	要点说明
评估	评估孕妇年龄、孕产史、本次妊娠情况、预产期、诊断和配合程度	
准备	1. 操作者:着装整洁,洗手,戴口罩	
	2. 用物:床	◆也可在地板上垫软垫
	3. 孕妇:理解操作目的,配合操作;衣着宽松舒服;排空膀胱	◆孕妇心情轻松、愉快,身体放松
	4. 环境:清洁安静,光线充足,室温适宜	

续表2-4

项目	操作步骤	要点说明
实施	1. 核对孕妇身份信息	
	2. 协助孕妇取舒适卧位	
	▲廓清式呼吸（深呼吸） 指导孕妇用鼻子慢慢吸气至腹部，用嘴唇像吹蜡烛一样慢慢呼气	◆指导孕妇身体完全放松，可将双眼聚焦于某一处
	▲潜伏期呼吸 (1) 宫缩开始时廓清式呼吸 (2) 宫缩期间，采用吸、二、三、四、呼、二、三、四的频率呼吸（重复6~9次） (3) 宫缩结束时，用廓清式呼吸结尾	◆指每隔5~20 min一次宫缩，每次宫缩持续时间为30~60 s，宫口开2~3 cm，宫缩程度较轻时
	▲加速期呼吸 (1) 宫缩开始时廓清式呼吸 (2) 吸、二、三、四、呼、二、三、四；吸、二、三、呼、二、三；吸、二、呼、二；吸、呼；吸、呼；呼、吸、二、呼、二；吸、二、三、呼、二、三；吸、二、三、四、呼、二、三、四 (3) 宫缩结束时，用廓清式呼吸结尾	◆指每隔2~4 min一次宫缩，宫缩持续时间为45~60 s，宫口开4~8 cm，宫缩程度较强时
	▲减速期呼吸 (1) 宫缩开始时廓清式呼吸 (2) 宫缩期间，采用嘻、嘻、嘻、嘘嘻、嘻、嘻、嘻、嘘（为浅呼吸，停留在喉部） (3) 宫缩结束时，用廓清式呼吸结尾	◆指每隔30~60 s一次宫缩，宫缩持续时间为60~90 s，宫口开8~10 cm
	▲吹蜡烛呼吸运动 (1) 宫缩开始时廓清式呼吸 (2) 宫缩期间，采用吹蜡烛式的快速呼吸运动 (3) 宫缩结束时，用廓清式呼吸结尾	◆在第一产程后期，孕妇想用力但不能用力时，可采用此方法
	▲闭气运动 (1) 宫缩开始时廓清式呼吸 (2) 宫缩期间，采用吸气、憋气、用力（从1数到10）、吸气、憋气、用力（从1数到10） (3) 宫缩结束时，用廓清式呼吸结尾	◆闭气运动为孕妇在第二产程，宫口全开10 cm至胎儿娩出时采用的呼吸运动
	3. 整理用物，洗手，记录	

续表2-4

项目	操作步骤	要点说明
评价	孕妇及家属掌握拉玛泽呼吸法,并能正确运用	

【注意事项】

1. 孕妇在妊娠第7个月,希望自然分娩的,并且经医生检查可以接受这种训练的,才可以练习拉玛泽呼吸法。

2. 高危妊娠状态或有内外科合并症的孕妇,不宜进行练习。

【相关知识链接】

1. 什么是拉玛泽呼吸法?

拉玛泽呼吸法源于1952年,由产科医生拉玛泽先生研究,后来传到欧洲、美洲及亚洲各国。这是一种分娩预备和训练方法,由巴甫洛夫的"条件反射"原理推演出来。当产妇阵痛来临,拉玛泽呼吸法让产妇把注意力集中在对自己的呼吸控制上来转移疼痛;还将原本疼痛时立即出现的"肌肉紧张",经过多次呼吸练习转化为"主动肌肉放松",从而使疼痛减少。

2. 拉玛泽呼吸法有哪些优点?

(1) 保障母体和胎儿健康。

(2) 减少药物的使用。

(3) 转移疼痛的注意力。

(4) 将生产的疼痛降低至人体可以忍受的程度。

(5) 放松肌肉,让足够的氧气输送到子宫,供胎儿使用。

(6) 加快产程。

实训五 导乐技术

【案例】

孕妇××,28岁,G_1P_0,停经39周,枕左前位,无妊娠合并症。临产9 h,现宫口开大6 cm,宫缩间隔2~3 min,持续50 s,孕妇希望能够通过阴道分娩,但难以忍受宫缩疼痛,向助产士寻求非药物减轻疼痛、促进分娩的方法。

问题:
助产士可以为孕妇提供哪些减轻疼痛的方法?如何实施?

【实训目的】

1. 降低产妇焦虑、担心、陌生感,促进其获得积极的情感体验。
2. 增进产妇舒适,帮助树立分娩的信心,减轻分娩疼痛,缩短产程。
3. 估计胎儿的大小和羊水量的多少。

【操作流程】

导乐技术操作流程见表2-5。

表 2-5　导乐技术操作流程

导乐技术

项目	操作步骤	要点说明
评估	评估孕妇体位、表情、语言、应对疼痛的方式、疼痛程度、自理能力和配合程度	
准备	1. 操作者:核对、解释操作目的,着装整洁,洗手,剪指甲	
	2. 用物:超声多普勒胎心听诊仪、分娩球、桌椅、毛巾、纸巾、暖水袋、按摩油、热敷袋(内装大米或豆类等)、食物(巧克力、热饮料等)	◆用物摆放整齐
	3. 孕妇:理解操作目的,排空膀胱	
	4. 环境:清洁安静,光线充足,室温适宜	◆注意保护孕妇隐私
实施	1. 解释陪伴分娩的目的及配合要求	◆消除孕妇紧张情绪
	2. 指导、协助产妇采取非药物性舒适措施 ▲拉玛泽呼吸法 指导产妇使用拉玛泽呼吸法缓解分娩疼痛	◆操作详见模块二实训四
	▲热敷 提供温热的毛巾、热敷袋于产妇骶部、下腹部耻骨联合、会阴部、腹股沟、大腿或者肩膀	◆使用前在手臂内侧感受温度,太热时不能直接接触产妇皮肤,使用过程中及时询问产妇感觉
	▲冷敷 提供冷水或者冷瓶子滚动冷敷腰骶部缓解疼痛;用湿毛巾擦拭产妇面部、手、上肢,让产妇感觉凉爽	◆如产妇有痔疮,可使用冰袋冷敷肛门处,减轻痔疮疼痛
	▲触摸与按摩 轻拍产妇的肩膀或握住她的双手;轻抚产妇脸庞、头发;按摩手、脚、头部、肩膀、骶尾部	◆无统一手法,以产妇感觉舒适的方法和力度为宜 ◆按摩可辅助精油或者润肤油
	▲水疗 使用淋浴、盆浴或者直接用温水喷淋在可使孕妇感觉舒适的部位	◆一般选择腰骶部、下腹部、会阴部等

续表2-5

项目	操作步骤	要点说明
实施	▲分娩球运动 根据孕妇身高选择直径65 cm或者直径75 cm大小的分娩球,检查球的充气状态,适宜充气量为85%左右,将分娩球置于瑜伽垫上。不同体位分娩球使用如下。 (1)坐位:协助产妇直坐于球上,重心靠球后方2/3,双腿张开撑地,膝关节呈90°,两腿放在前方,两腿间的距离为60~70 cm,上下震荡或者左右摇摆(图2-14) (2)跪趴位:协助产妇跪在瑜伽垫上,两膝关节部戴护膝,上身趴在分娩球上(图2-15) (3)站趴位:将分娩球放置在高床上,协助产妇站着趴在分娩球上,两脚分开45°,左右摇摆或者转圈摇摆(图2-16) ▲自由体位 根据孕妇意愿或者产程进展的需要,协助孕妇采取站、坐、跪、趴、卧等不同体位,其中几种体位操作如下。 (1)站位:产妇站立,双手扶墙,或者上身前倾趴在支持物上(同伴、分娩球等),产妇亦可同时左右摇摆骨盆(图2-17) (2)慢舞:产妇依靠在陪伴者(丈夫、助产士等)身上,与陪伴者面对面站立,从一边到另一边慢慢摇摆身体(图2-18) (3)不对称站位:产妇一侧膝盖和臀部放松,脚抬高,与另一只脚不在同一水平面上(图2-19) (4)坐位:产妇上身垂直或者上身前倾坐于床上、椅子、分娩球上(图2-14) (5)侧卧位:产妇侧卧于床上,双臀和膝盖放松,在两腿之间、背部各放1个枕头(图2-20) (6)侧俯卧位:产妇面向一侧躺,上面的腿弯曲呈90°,用枕头垫起,下面的上肢放在身体后,下面的腿尽可能伸直(图2-21)	◆固定分娩球,避免球体滚动 ◆适时指导进食以及大小便 ◆每个体位持续时间为10~15 min,以产妇感觉舒适为宜 ◆初产妇宫口开大7~8 cm,经产妇4 cm时停止 ◆使用过程中严密观察胎心变化 ◆站位增大骨盆入口,促进枕后位胎儿旋转,借助重力作用,促进产程 ◆摇摆时骨盆关节发生细微变化,促进胎儿旋转和下降 ◆可改变骨盆形状,利于胎头旋转,减轻骶部疼痛 ◆借助重力作用,促进胎先露下降、枕后位胎儿旋转 ◆第二产程中可用侧卧位用力 ◆可纠正胎方位,如胎儿左枕后可指导产妇采取右侧俯卧位

续表 2-5

项目	操作步骤	要点说明
实施	(7) 侧卧位弓箭步：产妇侧卧位时，上面的脚用力蹬在陪伴者胯部，宫缩时陪伴者前倾身体向孕妇的脚轻微用力，使胯部和膝盖弯曲，将产妇的腿保持在更弯曲的位置（图2-22） (8) 半卧位：产妇坐着，上身与床夹角大于45°（图2-23） (9) 跪位：产妇跪于床上或者地板上，膝下垫上软垫或者戴上护膝，上身前倾趴在导乐球、陪伴者或者其他支持物上（图2-24） (10) 手膝位：产妇戴上护膝双膝跪于床上或者地板上，身体前倾，双手掌或双拳着地支撑自己（图2-25） (11) 膝胸卧位：产妇双膝和前臂着地，胸部紧贴地板，双臀高于胸部，前臂支撑身体重量（图2-26） (12) 蹲位：产妇双脚站在地板或者床上，双手扶住床栏或者陪伴者协助产妇采取低蹲位或者半蹲位（图2-27）	◆适用于产程进展良好且采取该体位舒适的产妇 ◆胎儿枕后位、宫颈前唇消失缓慢或者产妇感觉舒适时可采用手膝位 ◆可预防脐带脱垂或发生脱垂后减轻先露对脐带的压力 ◆主要在第二产程采取，可增大骨盆出口径线，增加产妇用力欲望，促进胎儿下降
	3. 整理，清洗双手，记录胎心、宫缩及产程进展情况	◆向孕妇说明结果
评价	1. 操作程序正确，孕妇体位选择适当 2. 操作力度恰当，密切观察胎心、产程情况 3. 操作中体现人文关怀，沟通良好	

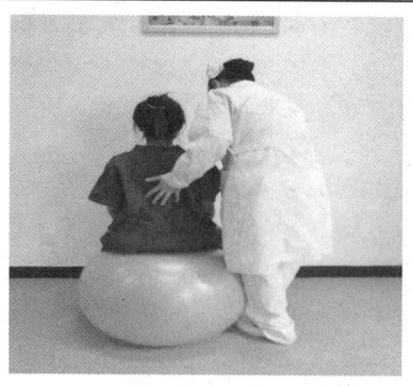

图 2-14 坐位

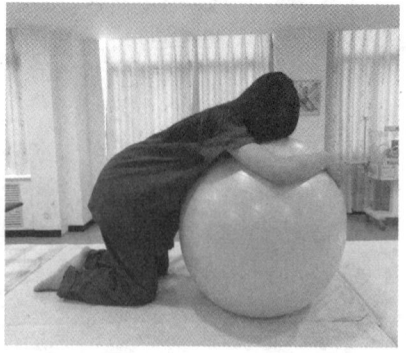

图 2-15 跪趴位

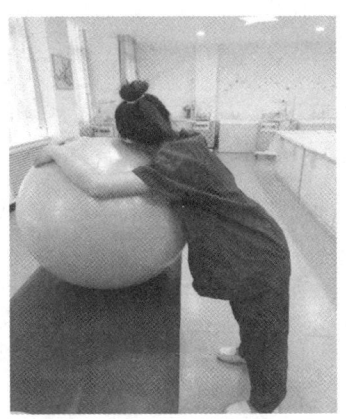

图2-16 站趴位

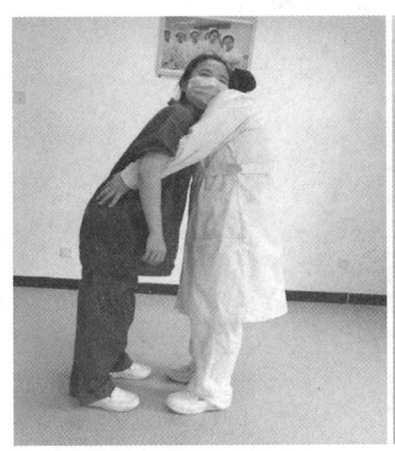 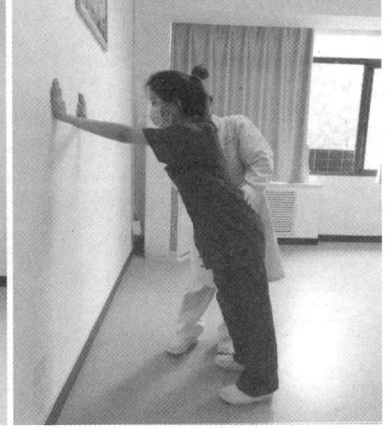

图2-17 站位

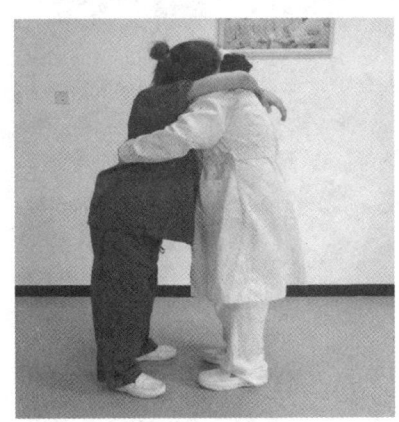 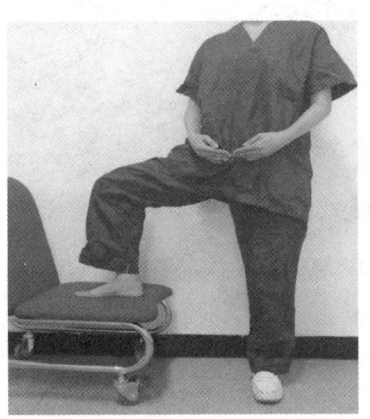

图2-18 慢舞　　　　　　图2-19 不对称站位

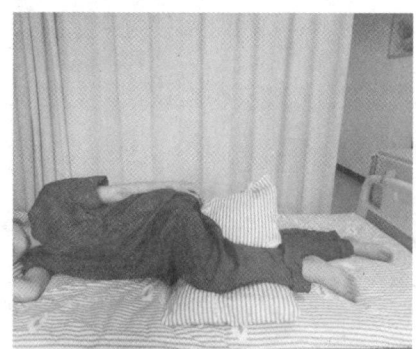
图 2-20　侧卧位

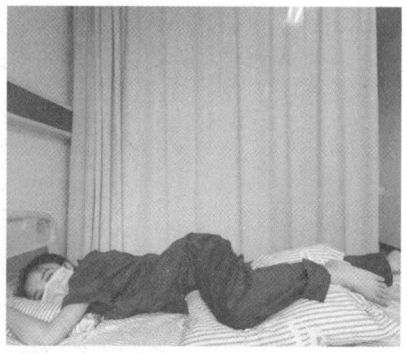
图 2-21　侧俯卧位

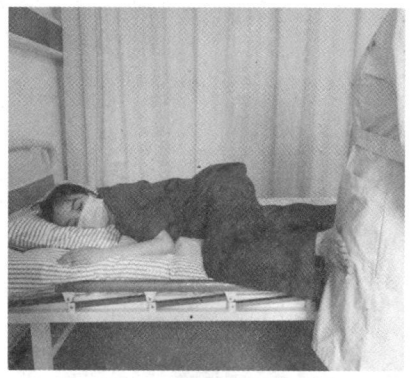
图 2-22　侧卧位弓箭步

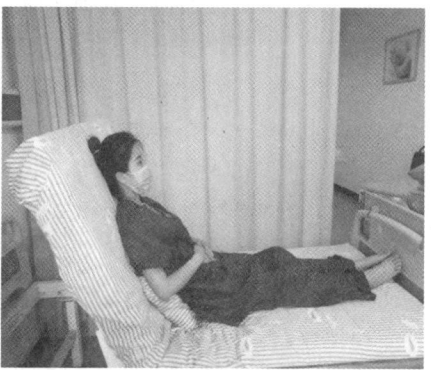
图 2-23　半卧位

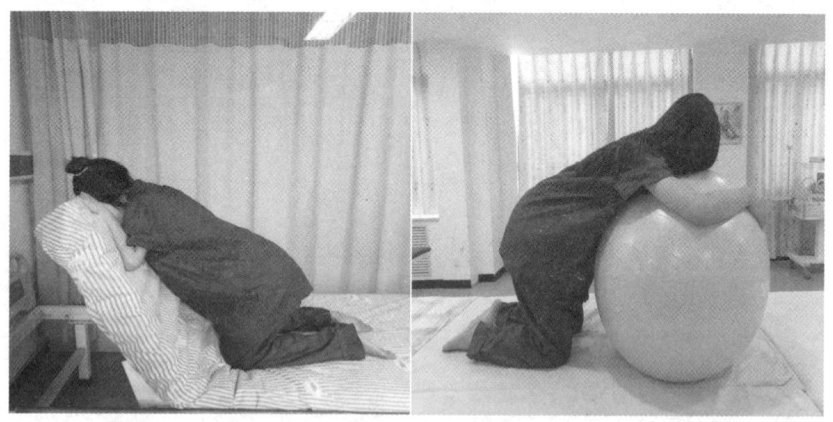
图 2-24　跪位

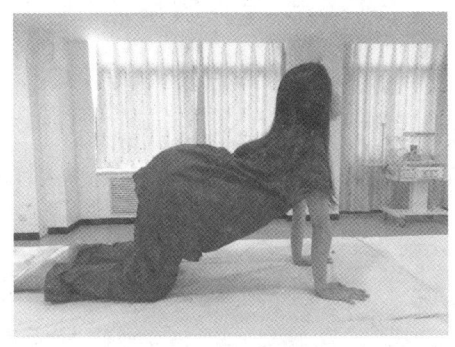 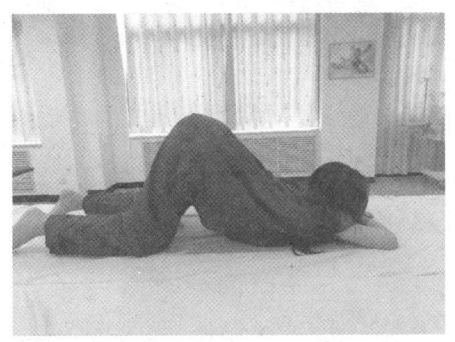

图 2-25　手膝位　　　　　图 2-26　膝胸卧位

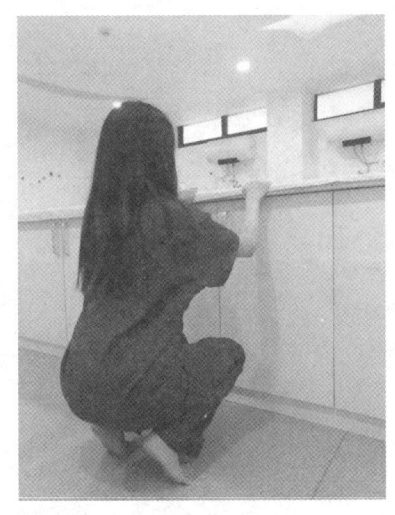

图 2-27　蹲位

【注意事项】

1. 根据产妇的意愿和感觉给予体位支持,促进产妇舒适,保证身体平衡和安全。

2. 根据产程进展的需要采取相应的体位,给予体位支持时,用力不可过大,避免肌肉韧带损伤。

3. 密切观察产妇非语言行为,定时监听胎心,保证孕妇及胎儿安全。

4.采取蹲位时,使用镜子观察胎头下降情况,避免胎儿突然娩出。
5.支持物要清洁、舒适、稳固。

【相关知识链接】

1.孕妇采用半卧位和侧卧位的益处是什么?

半卧位和侧卧位有利于产妇休息,采取这样的体位时,胎儿所受重力恰好在母体中央,有助于让疲劳的产妇集聚体力。针对长时间站立或者步行的产妇,如果产程进行得过快,可采用半卧位或者侧卧位对抗重力作用,减慢产程。

2.采取仰卧位分娩对产妇有哪些不利影响?

仰卧位易造成仰卧位低血压,会增加产妇骶部疼痛,使宫缩更加频繁和难以忍受,较少促进产程进展。

实训六 产前运动

【案例】

孕妇××,28 岁,G_1P_0,停经 14 周,入院进行定期产检。助产士为孕妇进行产前运动的相关指导。

问题:

产前运动有哪些注意事项?

【实训目的】

1. 刺激胃肠蠕动,预防便秘。
2. 伸展会阴部肌肉,增加产道肌肉韧性和弹性,为顺利分娩打下基础。
3. 有助于孕妇分娩后的身体恢复。

【操作流程】

产前运动操作流程见表 2-6。

表 2-6 产前运动操作流程

项目	操作步骤	要点说明
评估	评估孕妇年龄、孕产史、本次妊娠情况及配合程度;指导运动前排尿排便	

续表2-6

产前运动

生育舞蹈

项目	操作步骤	要点说明
准备	1.操作者:洗手、脱去工作服、穿软底鞋 2.用物:瑜伽垫 3.孕妇:穿着舒适,穿宽松的服装、软底鞋 4.环境:清洁舒适,光线充足,室温适宜,配合相应背景音乐	◆音乐舒缓、动听
实施	1.足踝运动 (1)体位:仰卧位或坐位,双腿伸直,双脚并拢 (2)方法:①双足以足跟为支撑点,同时做足背上翘或下压动作;②双足同时向外侧画半圆,然后复位(图2-28) (3)频率:每日做5~6次,每次每项做10个	◆足踝运动的目的:放松足踝及脚趾关节,加强小腿肌肉张力,避免腓肠肌痉挛
	2.腿部运动 (1)体位:取仰卧位,双手自然放于身体两侧 (2)方法:①单腿向上抬高,慢慢抬至腿与地面呈90°,吸气时抬腿,呼气时把腿慢慢放下,交替进行;②将双腿抬高,双足跟触墙,保持2~3 min(图2-29) (3)频率:每日做5~6次	◆腿部运动目的:促进下肢血液回流,减轻下肢水肿;锻炼腹部肌肉
	3.盘坐运动 (1)体位:盘坐,将双脚掌贴在一起,双手置于膝上 (2)方法:吸气时,用手臂力量慢慢下压双膝,持续2~3 min,再慢慢把手放开(图2-30) (3)频率:每日做5~6次,每次10个	◆盘坐运动目的:强化腹股沟及小腿肌肉、韧带的张力 ◆此运动在妊娠3个月后开始
	4.骨盆摇摆运动 (1)体位:仰卧位,双腿屈膝与肩同宽,双手自然放于身体两侧,掌心向下 (2)方法:身体放松,深吸一口气,同时收腹利用双足和肩膀的力量,将腰、臀慢慢抬起,收缩双臀,停5 s,再放松,将腰、臀慢慢放下,恢复至原体位(图2-31) (3)频率:每日做5~6次,每次5个	◆骨盆摇摆运动目的:锻炼盆底和腰背部肌肉,减轻腰背部疼痛 ◆此运动在妊娠6个月开始

续表2-6

项目	操作步骤	要点说明
实施	5.脊柱伸展运动 (1)体位:采取四肢匍匐姿势,两手臂伸直分开与肩同宽,膝盖和地面垂直,双手和双膝支撑于垫子或床上 (2)方法:身体放松,深吸一口气,将头部下垂紧贴胸部,臀收紧,背弓起。然后再慢慢吐气,将头抬起,臀放松,背下陷,结束时再深呼吸1次(图2-32) (3)频率:每日做5~6次,每次5~8个	◆脊柱伸展运动目的:增强骨盆关节、腹部和腰部肌肉和韧带的柔韧性,有效减轻腰背酸痛 ◆此运动在妊娠6个月后开始
	6.盆底肌肉运动 (1)体位:仰卧位,头和膝下各垫一软枕 (2)方法:身体放松,深吸一口气,同时臀部收紧上提,收缩尿道口周围肌肉(似解小便感觉),然后放松。再收紧肛门会阴部肌肉(似解大便感觉),再放松 (3)频率:每日做2~5次,每次10组	◆盆底肌肉运动目的:增强盆底肌肉的韧性和弹性,预防子宫脱垂 ◆此运动在孕前就可开始练习,近分娩期可增加练习次数
	7.整理用物	
评价	1.产前运动姿势正确	
	2.能与呼吸正确结合	
	3.指导时体现人文关怀,沟通良好	

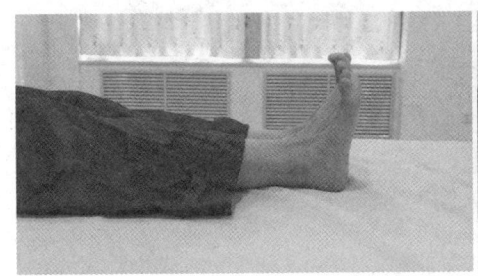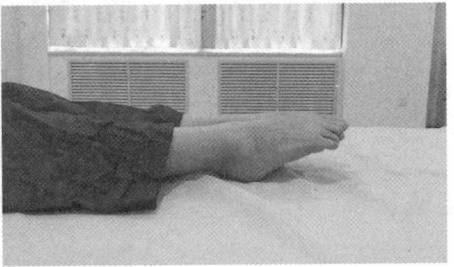

图2-28 足踝运动

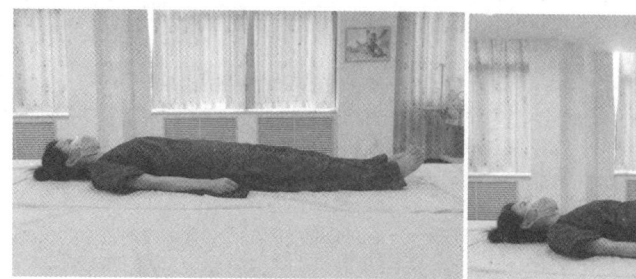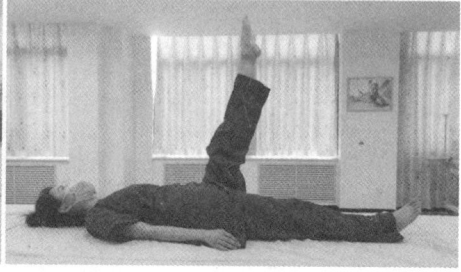

图 2-29 腿部运动

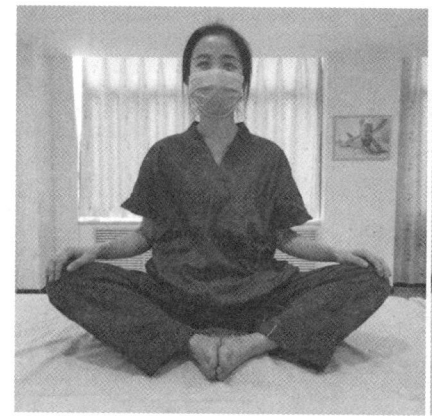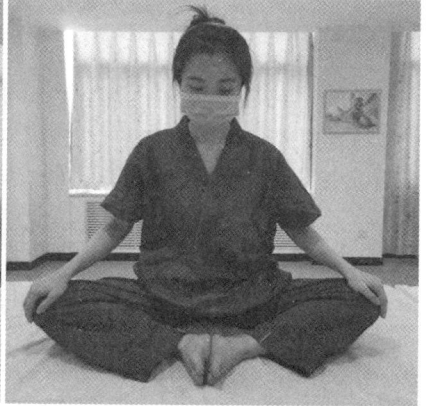

图 2-30 盘坐运动

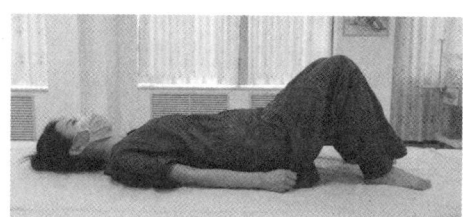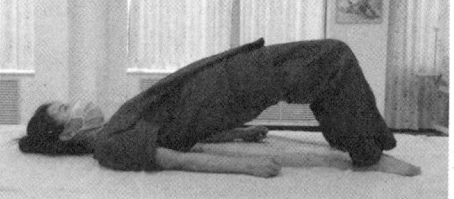

图 2-31 骨盆摇摆运动

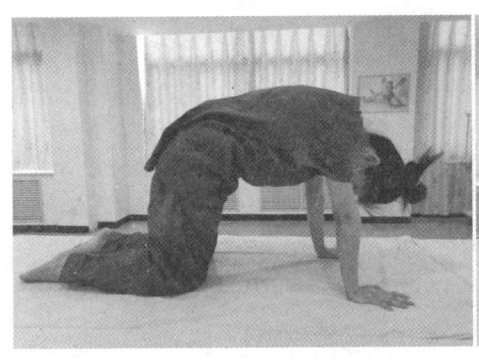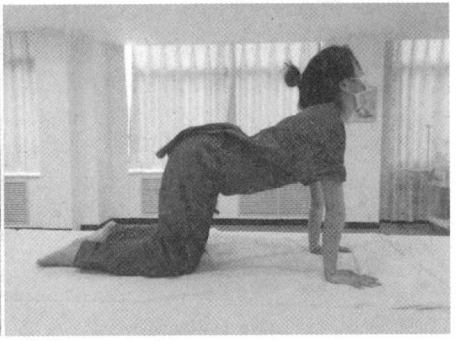

图2-32 脊柱伸展运动

【注意事项】

1. 以循序渐进由少至多、量力而为的方式持续进行。
2. 有特殊情况者请示医生得到允许后再进行运动。
3. 选择适当时机,勿在饭后或睡前进行,做完运动后要有适当的休息。
4. 实施前要先排空膀胱,选择硬板床或地板,做完运动后要适当补充水分。

【相关知识链接】

1. 产前最佳运动时间与方式是什么?

一般产前运动的最佳时间是怀孕4~7个月,这个时间段胎儿状况比较稳定。产前可以采用的运动方式如下。

(1)散步:最经济、最常见的运动方法。

(2)游泳:可以放松腿部肌肉,缓解下肢水肿症状。同时可以消耗脂肪,对于产后形体的恢复非常有利。

(3)瑜伽:可以保持孕妇身体的灵活性,还可以强健自身心脏。

(4)伸展运动:可结合散步一起做,全方位拉伸肌肉,保持身体的灵活性。

(5)跳舞:能提高全身血液的循环速度。

2.产前运动应遵循的准则有哪些?

(1)孕早期运动:4个月前运动准则为慢。比如公园散步或者做广播操,节奏要慢,跳跃运动可省略。

(2)孕中期运动:4~7个月运动准则为轻。此时胎儿基本稳定,可以选择一些运动量相对较大的运动,比如游泳、孕妇操、瑜伽等。在做孕妇操的时候,要提前排空膀胱,不要在饭后进行,动作也要轻一些,具体的运动量和频率根据自身的情况来定。

(3)孕晚期运动:7个月后运动准则为缓。此时腹部已非常明显,所以运动要舒缓。可做一些扩展身体的运动,最好是可以拉伸盆底肌肉的训练,同时腿部和手臂等肌肉的力量也要加强,这样可以缓解顺产时的痛苦,缩短生产时间。

模块三　产时技术

实训一　电子胎心监护技术

【案例】

孕妇××,28 岁,G_1P_0,停经 38 周,未临产,自觉胎动减少 2 d 入院。

问题:

1. 该孕妇入院后应立即做哪种检查?
2. 如何为产妇进行电子胎心监护?

【实训目的】

1. 连续观察和记录胎心率的动态变化。
2. 了解胎心率与胎动、宫缩之间的关系。
3. 正确评估胎儿宫内的状况。

【操作流程】

电子胎心监护技术操作流程见表 3-1。

表3-1 电子胎心监护技术操作流程

电子胎心
监护技术

项目	操作步骤	要点说明
评估	核对并向孕妇解释电子胎心监护的目的,以取得配合;评估孕妇年龄、孕周、血压、宫高、腹围、心理状况、合作程度等;嘱孕妇排空膀胱	
准备	1.操作者:衣帽整洁,洗手,戴口罩	
	2.用物:胎心监护仪、腹带、耦合剂、免洗手消毒凝胶、抽纸、生活垃圾桶,必要时备吸氧装置	◆检查仪器是否处于完好状态 ◆用物备齐、放置有序
	3.孕妇:理解操作目的、方法、注意事项及配合要点,排空膀胱	◆孕妇不宜空腹
	4.环境:关闭门窗或屏风遮挡,室内温湿度适宜	◆注意保护孕妇隐私
实施	1.携用物至床旁,核对孕妇床号、姓名、性别,解释操作目的,取得配合	◆消除孕妇紧张情绪
	2.摇高床头,协助孕妇取半卧位或者仰卧位,暴露腹部,双腿略屈曲稍分开,使腹部肌肉放松。操作者手消毒,按四部触诊法要求触清胎方位,确定胎背的位置	◆注意保暖和保护患者隐私
	3.接通监护仪电源,打开胎心监护仪	
	4.协助孕妇抬腰部放置腹带	
	5.将耦合剂涂在胎心探头上,用胎心探头找到胎心最强处,并用腹带固定	◆固定时应注意松紧适宜,以方便孕妇侧身、不脱落为宜
	6.左手测宫底位置,把压力探头置于宫底下2~3横指,并用腹带固定(图3-1)	
	7.将胎动机钮放入孕妇手中,教会孕妇每胎动1次按钮1次	

续表 3-1

项目	操作步骤	要点说明
实施	8. 打开描记开关,观察胎心显示,以及胎心、宫缩曲线描记情况。仪器显示数值稳定后,无宫缩时,按归零键,把压力归零。再按下扫描按钮。嘱孕妇尽量保持体位 20 min,不适时告知医生,遮盖腹部,正常情况下连续监测 20 min	◆视胎心、胎动及监测情况决定是否延长监测时间 ◆监护过程中加强观察,注意仪器走纸是否正常、图纸描记线是否连续及孕妇有无不适
	9. 监测完毕,取下监护探头。擦净孕妇腹部,协助孕妇整理衣裤,取舒适卧位	
	10. 取下监护记录纸,填写日期、时间、床号、姓名,告知孕妇监护结果,教会自我监测胎动的方法	◆孕 30 周自测胎动,3 次/d,每次 1 h,在固定时间测胎动,胎动计数 3~5 次/h 为正常
	11. 关闭胎心监护仪开关,拔下电源接头,用纱布将探头擦净,归位	◆使探头处于干净、备用状态
	12. 整理用物,洗手、记录	◆胎心监护仪归位备用
评价	1. 操作程序正确,操作熟练,手法轻柔,符合规范要求,注意保护孕妇隐私	
	2. 操作中体现人文关怀,护患沟通良好	

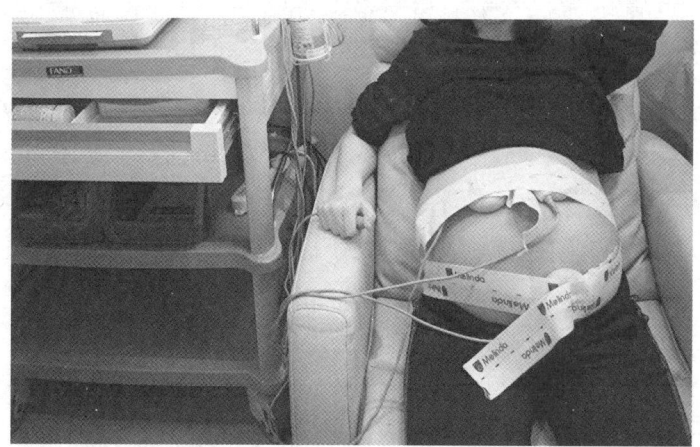

图 3-1 胎心监护

【注意事项】

1. 注意保暖和遮挡孕妇,手法轻柔。
2. 注意胎心音的节律和频率及准确性,并与脐带杂音相区别。
3. 监护中注意胎心变化(正常范围110~160次/min)及胎动情况(正常3~5次/h),有异常立即吸氧并报告医生及时处理。
4. 注意探头是否有滑脱现象,及时调整准确部位。

【相关知识链接】

1. 什么是电子胎心监护?

电子胎心监护是指应用胎心率电子监护仪将胎心率曲线和宫缩压力波形记下来供临床分析,是正确评估胎儿宫内状况的主要监测手段。其目的在于及时发现胎儿宫内缺氧,以便及时采取进一步措施。一般孕32~37周时每2周1次,孕37周后每周至少1次。

2. 胎心监护如何判读?

(1) 胎心基线水平

1) 胎心基线水平:在10 min内胎心波动范围在5次/min内的平均胎心率,并除外加速、减速和显著变异的部分。正常胎心基线范围为110~160次/min。

2) 胎儿心动过速:指胎心基线>160次/min,持续≥10 min。

3) 胎儿心动过缓:指胎心基线<110次/min,持续≥10 min。

(2) 胎心基线变异

1) 胎心基线变异:指胎心率基线上的上下周期性波动。

2) 微小变异:指振幅波动≤5次/min。

3) 中度变异:指振幅波动6~25次/min。

4) 显著变异:指振幅波动>25次/min。

(3) 基本典型图像

1) 早期减速:胎心减速几乎和宫缩同时开始,胎心最低点在宫缩的高峰,下降幅度<50次/min,持续时间短,恢复快。多发生在第一产

程的中后期,一般认为是宫缩时胎头受压,脑血流一时性减少的表现。

2)晚期减速:指胎心率减速始于宫缩高峰后出现,其特点为下降缓慢,恢复亦缓慢,持续时间长;宫缩结束后,胎心率逐渐恢复到基线水平;晚期减速多提示子宫胎盘功能不良,胎儿缺氧可能,需要尽快终止妊娠。

3)变异减速:指胎心率变异形态不规则,减速与宫缩无恒定关系,减速幅度和持续时间长短不一,图形多变,恢复迅速。一般认为系宫缩时脐带受压兴奋迷走神经所致,也可能是胎头受压引起。

实训二　会阴消毒术

【案例】

孕妇××,26岁,G_1P_0,孕39^{+1}周,枕右前位,宫口开全,胎头已拨露,会阴后联合张力较大。

问题:
1. 针对上述案例,需要做哪些准备工作?
2. 会阴消毒的顺序是什么?

会阴消毒术

【实训目的】

1. 为接产做准备。
2. 保持会阴部清洁,使患者感觉舒适。
3. 防止生殖系统和泌尿道的逆行感染。
4. 促进会阴伤口的愈合。

【操作流程】

会阴消毒术操作流程见表3-2。

表 3-2　会阴消毒术操作流程

项目	操作步骤	要点说明
评估	评估孕妇产程进展、阴道流血、流液情况;向孕妇解释会阴消毒的目的、方法、注意事项及配合要点	
准备	1. 操作者:着装整洁,洗手,戴口罩	
	2. 用物:外阴消毒包(内有无菌弯盘 1 个、治疗碗 1 个、无菌持物钳、消毒棉球若干、无菌干纱布 2 块)、无菌手套、一次性治疗巾、医用碘伏、速干手消毒液,备 39～41 ℃ 温水 2 000 mL、10%～20% 软皂液、冲洗壶、便盆	◆用物备齐、放置有序
	3. 孕妇:理解操作目的、方法及配合要点	
	4. 环境:宽敞明亮,光照充足,室温适宜	◆注重保护孕妇隐私
实施	1. 核对孕妇床号、姓名,解释操作的目的及注意事项	◆消除孕妇紧张情绪
	2. 安置体位:将产床调节稍向下倾斜 10°～15°位置,协助孕妇仰卧,两腿屈曲分开,充分暴露外阴部,臀下垫一次性垫巾及放置便盆	
	3. 皂水棉球擦洗:用无菌持物钳夹肥皂水棉球擦洗外阴,擦洗顺序为阴阜→对侧大腿上 1/3→近侧大腿上 1/3→对侧大阴唇→近侧大阴唇→对侧小阴唇→近侧小阴唇→阴道前庭→会阴体→肛周→肛门	◆外阴清洁原则:由外向内,由上至下 ◆擦洗不同部位时应更换棉球
	4. 温水冲洗:用干纱布盖住阴道口,用温开水冲净肥皂水,冲洗顺序同上(里→外→里)。冲洗完毕用消毒干纱布擦干外阴	◆冲洗前,将水倒在手腕部测温,温度适宜,再给产妇冲洗 ◆根据需要可重复 3、4 步骤一次
	5. 外阴消毒:更换持物钳,用持物钳夹取浸有碘伏的棉球消毒外阴,顺序为阴道前庭→对侧小阴唇→近侧小阴唇→对侧大阴唇→近侧大阴唇→阴阜→对侧大腿内上 1/3→近侧大腿内上 1/3→会阴体→肛周→肛门。同法消毒 2 遍	◆外阴消毒原则:由内向外,由上至下 ◆擦洗不同部位时应更换棉球
	6. 撤去便盆、一次性治疗巾,戴无菌手套,铺无菌巾	
	7. 再次核对,指导孕妇,整理用物,洗手	◆告知孕妇宫缩来临时尽量不要左右翻动,双手不要碰触消毒区域

续表 3-2

项目	操作步骤	要点说明
评价	1.操作程序正确,操作熟练,手法轻柔,符合规范要求	
	2.无菌观念强,严格遵守无菌操作	
	3.操作中体现人文关怀,注意保护孕妇隐私	

【注意事项】

1.严格遵守无菌操作。

2.操作时室内的温度不可过低,避免产妇受凉。

3.进行外阴擦洗或冲洗时防止污水流入阴道,用无菌纱布遮盖阴道口。

4.外阴擦洗和冲洗时必须按照正确顺序进行。

5.操作轻柔规范,观察产妇的反应,及时判断产程进展。

【相关知识链接】

产后会阴(侧切口)如何进行擦洗?

第一遍擦洗顺序:用碘伏棉球擦洗切口处→阴阜→对侧大腿内上1/3→近侧大腿内上1/3→对侧大阴唇→近侧大阴唇→对侧小阴唇→近侧小阴唇→阴道前庭→会阴体→肛周→肛门。第二遍擦洗顺序:切口处→阴道前庭→对侧小阴唇→近侧小阴唇→对侧大阴唇→近侧大阴唇→阴阜→对侧大腿内上1/3→近侧大腿内上1/3→会阴体→肛周→肛门。第三遍擦洗顺序同第二遍。

实训三　产科内诊技术

【案例】

孕妇××,23 岁,G_1P_0,停经 39 周,见红 1 d,阵发性下腹痛 3 h 入院,孕期经过顺利,入院待产。

问题:

1. 入院产科常规检查有哪些?
2. 如何判断产程进展情况?

【实训目的】

1. 了解阴道及骨盆情况、明确胎先露。
2. 掌握宫颈 Bishop 评分。
3. 了解产程进展及有无破膜。

【操作流程】

产科内诊技术操作流程见表 3-3。

表 3-3 产科内诊技术操作流程

项目	操作步骤	要点说明
评估	1. 孕产史、本次妊娠情况,包括孕周、妊娠合并症及并发症、腹痛及阴道出血情况、产程进展情况	
	2. 孕妇的一般情况、心理反应及配合程度	
准备	1. 环境:环境舒适,温度适宜,私密性好	◆注意保护孕妇隐私
	2. 用物:皮肤黏膜消毒剂、无菌棉球、无菌持物钳、无菌手套、无菌润滑剂、一次性垫巾、屏风等	◆按使用先后顺序将用物摆放整齐
	3. 产妇:取得产妇知情同意,理解操作目的,排空膀胱	
	4. 操作者:核对、解释操作目的,着装整洁,洗手,戴口罩	
实施	1. 携用物至床旁,核对孕妇床号、姓名,解释操作目的及注意事项,洗手	◆消除孕妇紧张情绪
	2. 嘱产妇排空膀胱,取膀胱截石位,臀下垫一次性垫巾	
	3. 行会阴消毒	◆具体操作见本模块实训二
	4. 检查者站孕妇右侧,右手戴无菌手套	
	5. 嘱产妇放松,检查者右手示指、中指轻柔伸入阴道,依次检查评估:尾骨→骶尾关节→坐骨切迹→两侧坐骨棘→宫颈→宫口→胎膜→胎先露→骶岬	◆宫颈:Bishop 评分 ◆胎膜:是否破膜,羊水情况,有无脐带先露或脱垂 ◆胎先露:明确胎先露、胎方位及胎先露下降程度 ◆骨产道:坐骨棘、骶尾关节、尾骨、耻骨联合、耻骨弓角度等是否异常 ◆严格无菌操作,避免肛门区域污染手指
	6. 检查完毕,脱去手套,擦净外阴,撤下会阴垫。协助产妇穿好衣物,取舒适体位	◆严格垃圾分类,规范处置医疗废物
	7. 整理用物,洗手,记录检查结果并签名	

续表 3-3

项目	操作步骤	要点说明
评价	1. 无菌观念强,操作程序正确,孕妇体位选择适当,动作轻柔,产妇无不适	
	2. 沟通流畅,检查者与产妇配合良好	
	3. 宫颈、宫口、胎先露、胎方位判断正确	
	4. 操作中体现人文关怀	

【注意事项】

1. 严格无菌操作,避免接触肛周,减少手指进出阴道次数。

2. 前置胎盘患者禁忌行阴道检查,或在做好输血、输液、手术等抢救准备的前提下慎重检查。

3. 操作轻柔,尽量减少内诊检查次数。产程中内诊检查次数控制在 10 次以内,每次检查不超过 2 人。

【相关知识链接】

1. 产程中哪些情况需做内诊检查?
(1) 进行骨盆内测量,了解产程进展情况。
(2) 纠正胎位异常。
(3) 需要人工破膜时。
(4) 阴道出血需进一步查明原因。

2. 什么是宫颈 Bishop 评分?
临床上常用 Bishop 评分法了解宫颈的成熟度,判断引产和加强宫缩的成功率(表 3-4),满分为 13 分,≥10 分均成功,7~9 分的成功率为 80%,4~6 分的成功率为 50%,≤3 分多失败。

表 3-4　Bishop 评分法

指标	分数			
	0	1	2	3
宫口开大(cm)	0	1~2	3~4	≥5
宫颈管消退(%) (未消退为 3 cm)	0~30	40~50	60~70	≥80
先露位置 (坐骨棘水平=0)	-3	-2	-1~0	+1~+2
宫颈硬度	硬	中	软	—
宫口位置	后	中	前	—

实训四　自然分娩产台准备

【案例】

初孕妇××,28 岁,G_1P_0,停经 39^{+2} 周,宫缩 35~45 s/2 min,胎心音 138 次/min,15:30 内诊宫口开大 10 cm,胎先露头,S+2,入产房。

问题:

1. 自然分娩什么时候铺台最合适?
2. 接产台的铺巾顺序是什么?

【实训目的】

使新生儿分娩在无菌区内,减少产妇及新生儿的感染机会。

【操作流程】

自然分娩产台准备操作流程见表3-5。

表3-5　自然分娩产台准备操作流程

项目	操作步骤	要点说明
评估	评估孕妇年龄、孕产史、精神状态、会阴部皮肤情况和配合程度	

续表 3-5

自然分娩产台准备

项目	操作步骤	要点说明
准备	1. 操作者:核对、解释操作目的,着装整洁,洗手、戴口罩	◆严格执行查对制度
	2. 用物:外阴消毒包,产包(敷料包1个、器械包1个),无菌手套,必要时备防护面屏或防护眼罩	◆按使用先后顺序将用物摆放整齐
	3. 孕妇:理解操作目的,排空膀胱	◆必要时导尿
	4. 环境:清洁安静,光线充足,室温适宜	◆提前调整室温达25～27 ℃,注意保护孕妇隐私
实施	1. 携用物至床旁,解释操作目的、要求及配合要点。协助取膀胱截石位,外阴消毒	◆消除孕妇紧张情绪
	2. 打开产包:助手打开敷料包及器械包的外层包布,用无菌持物钳打开产包的内层包布	◆检查产包是否在有效期内
	3. 摆放并核对物品:操作者按外科手消毒要求刷手、穿手术衣、戴无菌手套;摆放物品并与助手核对产包各物品数量	◆注意无菌原则 ◆与助手核对包内物品数量并记录
	4. 铺产台 (1) 铺底巾:操作者双手拿住无菌中单上侧两角抖开,两手同时向内折角将手包住 (2) 嘱产妇抬臀,将无菌中单送至产妇臀下,远端铺于产床上,告知产妇勿用手抓摸中单内侧面 (3) 套腿套:双手捏住腿套,将腿套边缘反折,包住双手 (4) 嘱产妇配合抬腿或由助手协助产妇抬腿,套于近侧腿上,同法套另一侧 (5) 铺无菌治疗巾:将4块治疗巾覆盖在阴道口周围,顺序为下腹部及阴阜→右腿左腿→会阴及肛门,暴露外阴	◆保护双手,避免因接触患者臀下部而污染 ◆指导产妇抬起臀部支撑,直至助产者的手安全撤出 ◆助产者铺臀下巾后立即撤出,以免污染 ◆无菌巾后端盖住产床下侧,上部达产妇腰部 ◆依次铺好各巾,保证接产区域的无菌状态
	5. 准备接生物品:打开器械包内包布,与助手核对器械数目,并将器械按使用顺序摆放整齐,脐带夹打于台上或将气门芯套于止血钳前端,纱布覆盖	◆按使用顺序依次摆放各器械,并覆盖纱布,以免污染 ◆气门芯的线结放于止血钳的侧面

续表3-5

项目	操作步骤	要点说明
实施	6.预热辐射台:启动新生儿复苏辐射台,助手准备好已称重的新生儿襁褓	◆提前预热,便于新生儿及时处理 ◆铺产台同时要注意胎先露下降情况,正确指导用力
评价	1.接产用物准备齐全,铺台时机掌握得当	
	2.操作程序正确,孕妇体位选择适当	
	3.操作熟练规范,严格无菌操作	
	4.操作中体现人文关怀,护患沟通良好	

【注意事项】

1.注意环境温、湿度适宜,遮挡产妇保护隐私,并注意保暖。

2.检查产包名称、有效期、有无潮湿及破损等情况。

3.铺台中应严格无菌操作原则,避免污染,疑有污染及时更换,尤其要防止产妇大便污染。

4.铺无菌巾操作过程中及铺巾完成后,告知产妇双手不能触碰消毒过的区域。

5.大量羊水浸透无菌巾时,更换干燥无菌巾覆盖于台面。

【相关知识链接】

1.产妇自然分娩什么时候铺台最合适?

初产妇宫口开全,胎头已拨露,会阴后联合张力较大。经产妇宫口开大6 cm,且子宫收缩规则有力时。

2.产包有哪几种分类?

产包分类:器械包、敷料包。

器械包包括:胎盘盆1个,弯盘1个,16号血管钳3把,会阴切侧剪、脐带剪、线剪各1把,持针器1把,有齿镊子1把,小麻碗1个,不锈钢直尺1把。

敷料包包括:手术衣1件,产底单(双层大单)1张,裤腿套2条,无菌巾6块。有尾纱布1块,纱布块6块,聚血器1个。一次性脐带卷1副,带线气门芯2个。

有效期:布类7 d,过塑包90 d,一次性无纺布包180 d。

实训五　正常分娩及新生儿护理

【案例】

孕妇××,25 岁,G_1P_0,停经 40 周,宫缩持续 35~45 s,间歇 100 s,胎心音 138 次/min,15:30 内诊宫口开大 10 cm,枕右前位,S+2,送入产房,16:20 胎头拨露,行会阴消毒并铺产台。

问题:
1. 如何保护会阴?
2. 如何协助胎儿娩出?
3. 如何正确处理新生儿?

【实训目的】

1. 掌握自然分娩的接产操作步骤,减少母儿产时损伤。
2. 掌握新生儿 Apgar 评分,及时对新生儿实施早期护理。
3. 掌握胎盘剥离的征象。
4. 掌握产后 2 h 的观察内容及护理。

【操作流程】

正常分娩及新生儿护理操作流程见表 3-6。

表3-6　正常分娩及新生儿护理操作流程

正常分娩及新生儿护理

项目	操作步骤	要点说明
评估	评估孕妇年龄、孕产史、血压、呼吸、脉搏、宫缩、膀胱充盈、会阴体的弹性及皮肤情况；监测胎心率；胎儿大小、胎方位；孕妇的精神状态、腹压应用及配合程度	◆充分评估孕妇、胎儿情况,制订正确的接产计划
准备	1.用物准备 (1)分娩操作模型,治疗车,多功能产床。外阴消毒包、产包(敷料包、器械包各1个)；无菌手套、产钳、胎吸；胎心监护仪或多普勒、带秒针的时钟；必要时备防护面屏或防护眼罩 (2)新生儿复苏辐射台预热,调节温度至32～34 ℃,复苏气囊、面罩、吸引及吸氧装置处于功能状态 (3)药品：缩宫素、利多卡因、维生素 K_1 等	◆当初产妇宫口开全、经产妇宫口开大6 cm时,应做好接生的准备工作
	2.孕妇：膀胱截石位,行会阴消毒术	◆具体操作见模块三实训二
	3.助产士：按外科手消毒要求刷手、穿手术衣、戴无菌手套；铺产台、摆放物品	◆具体操作见模块三实训四
	4.环境：调节并保持产房温度在25～28 ℃	◆注意保护产妇隐私
实施	1.向孕妇解释操作目的,以取得合作	
	2.指导孕妇正确屏气用力	◆正确屏气用力方法：宫缩初起时,鼻子吸气→屏气→用力→吐气…… ◆用力时体位：双腿屈曲分开外展,自然放置双手紧握床旁扶手,打弯上提下巴贴胸,腰肩贴床,臀部上翘 ◆用力方向：汇聚力量沿脊柱下传至肛门,找便秘感

续表 3-6

项目	操作步骤	要点说明
实施	3.接产 (1)胎头拨露使会阴体高度膨隆时,会阴部盖消毒巾,与阴唇后联合平齐,接产者右肘支在产床,右手拇指与其余四指分开,右手大鱼际顶住会阴部,宫缩时向上向内托压,同时左手轻压胎头枕部,协助俯屈和下降,宫缩间歇时放松(图3-2) (2)胎头枕部到达耻骨弓下时,协助胎头仰伸(图3-3) (3)宫缩间歇时娩出胎头 (4)左手自鼻根向下颏挤压,挤出口鼻内黏液和羊水,右手仍保护会阴 (5)协助复位和外旋转 (6)脐绕颈处理 (7)左手将胎儿颈部向下轻压、右手保护会阴,协助前肩推出(图3-4) (8)左手托胎儿颈部向上、右手保护会阴,协助后肩娩出(图3-5) (9)双手协助胎体及下肢相继以侧位娩出,并记录时间 (10)清理呼吸道断脐:胎儿娩出后1~2 min,在距脐带根15~20 cm处用两把血管钳钳夹,在两钳间2~3 cm之间剪断脐带 (11)待羊水流尽后在产妇臀下放置聚血器,测量出血量	◆保护会阴的时机:胎头拨露使会阴体高度膨隆时 ◆适时适度保护会阴:充分评估产妇会阴情况、胎儿大小及胎头下降速度,决定保护会阴的时间及力度 ◆目前临床提倡单手控制胎头娩出速度保护会阴法 ◆此时若宫缩强,嘱产妇哈气减轻腹压,宫缩间歇时屏气用力,使胎头缓慢娩出 ◆当胎头娩出伴有脐带绕颈:①脐带绕颈1周且较松时,可用手将脐带顺胎肩推上或从胎头退下;②脐带绕颈≥2周或过紧,用两把血管钳将其一段夹住从中间剪断脐带,注意勿伤及胎儿颈部 ◆清理呼吸道的方法:使新生儿呈头稍后仰位,清理口咽分泌物。当呼吸道黏液和羊水已吸净而仍无哭声时,可用手触摸新生儿背部或轻弹足底以诱发呼吸

续表 3-6

项目	操作步骤	要点说明
实施	4. 新生儿护理：新生儿娩出后快速评估。无异常，放于母亲腹部，与母亲进行早期皮肤接触 (1) 初步评估有异常，置新生儿仰卧位于辐射台上，迅速擦干新生儿身上的羊水和血迹，撤掉湿巾，保暖。必要时用吸球或吸痰管(12F 或 14F)清除新生儿口、鼻腔的黏液和羊水。新生儿大声啼哭，表示呼吸道已畅通 (2) Apgar 评分：出生 1 min 内完成 (3) 脐带处理：实施晚扎脐带(待脐动脉搏动消失或出生后 1~3 min)，进行断脐。2.5%碘伏消毒脐带根部周围，在距脐根部 1 cm 处用止血钳夹住并在止血钳上方剪断脐带，将气门芯套在距脐带根部 0.5 cm 处。松钳，挤出残余血液，用 2%碘酒消毒断面(注意保护皮肤)，待干。脐绷带(脐带帽)包扎断端 (4) 确认性别与体格检查：将新生儿托起，与产妇一起确认性别，然后交给巡回助产士 (5) 记录：在新生儿记录单上按产妇右手拇指印和新生儿右足印。新生儿佩戴手足双腕带，写明母亲姓名、住院号、新生儿性别、出生时间、体重 (6) 协助早吸吮，促进母乳喂养成功	◆不常规使用吸球清理呼吸道 ◆吸痰管吸痰时，吸痰时间<10 s，负压≤100 mmHg ◆目前临床常采用脐带夹法一次断脐，同时不再消毒、包扎脐带 ◆为新生儿测量体重、身长，并进行体格检查。了解有无产伤、畸形 ◆处理时注意保暖

续表 3-6

项目	操作步骤	要点说明
实施	5. 第三产程观察 (1) 判断胎盘剥离征象 (2) 协助娩出胎盘：确认胎盘已剥离，在宫缩时，左手握住宫底，右手轻拉脐带，当胎盘娩出至阴道口时，接生者用双手握住胎盘向同一方向旋转，同时缓缓向外牵拉，协助胎盘完整剥离并排出。按摩子宫，刺激子宫收缩，减少出血 (3) 检查胎盘：①完整性，从子体面看血管，判断有无副胎盘；②从母体面看各胎盘小叶，是否缺少、毛糙，有无梗死、钙化；③测量胎盘长度、宽度、厚度 (4) 检查胎膜：①完整性，是否能完整覆盖胎盘；②破口，离胎盘边缘的距离；③性状，有无黄染、增厚。测量胎盘大小 (5) 检查脐带：①状态，有无扭转、打结、血管断裂等；②测量脐带长度，以厘米为单位记录；③血管数量，两条脐动脉，一条脐静脉。测脐带长度 (6) 检查会阴、阴道及宫颈有无裂伤，判断裂伤程度 (7) 若有产道裂伤，按解剖层次恢复 (8) 测量产后出血量 (9) 整理用物，清洗器械。洗手，填写分娩记录 6. 分娩后观察：产妇在分娩室观察 2 h，母婴无异常送回母婴同室病房，与病房护士交接	◆将胎盘铺平，用纱布将母体面的血块轻轻擦掉，观察胎盘母体面有无缺损 ◆胎盘粘连者行人工剥离胎盘术 ◆胎盘胎膜残留者行清宫术 ◆仔细检查会阴、小阴唇内侧、尿道口周围、阴道壁及宫颈有无裂伤。如有裂伤，应立即按解剖结构缝合
评价	1. 操作程序规范流畅，无菌观念强	
	2. 会阴保护、胎盘娩出手法正确	
	3. 新生儿处理方法正确	
	4. 正确指导产妇运用腹压，操作中体现人文关怀，护患沟通良好	

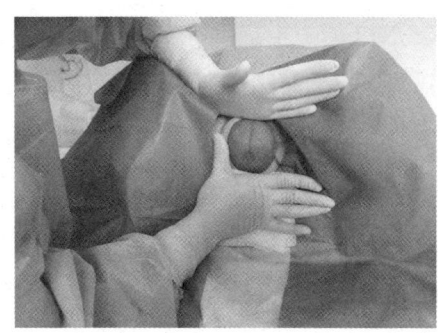

图 3-2 协助胎头俯屈

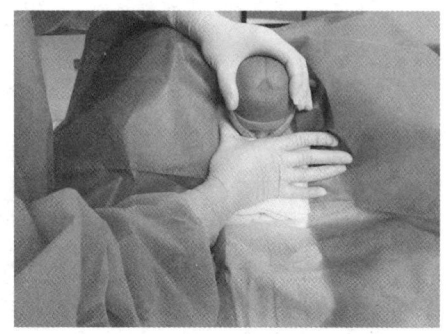

图 3-3 协助胎头仰伸

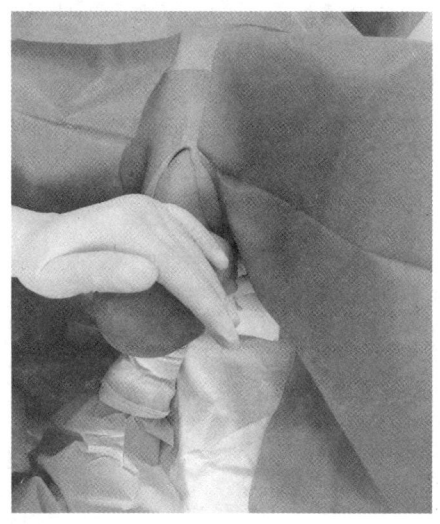

图 3-4 协助前肩娩出

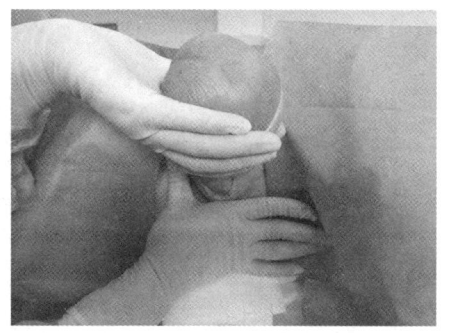

图 3-5 协助后肩娩出

【注意事项】

1. 严密观察产程、监测胎心,发现异常及时报告医师。
2. 严格执行无菌操作原则,防止产褥感染。
3. 正确保护会阴,减少会阴损伤。
4. 注意新生儿保暖。
5. 检查胎盘、胎膜是否完整,防止残留;加强母婴监护,防止坠床。

【相关知识链接】

1. 如何判断会阴裂伤程度？

Ⅰ度会阴裂伤：仅累及会阴皮肤及阴道口黏膜的裂伤，一般出血不多。

Ⅱ度会阴裂伤：裂伤深达会阴体肌层，并累及阴道后壁黏膜，甚至沿侧沟向上延伸，出血较多。会阴皮肤、黏膜、肌肉裂伤，但肛门括约肌是完整的。

Ⅲ度会阴裂伤：裂伤累及肛门外括约肌。会阴皮肤、黏膜、会阴体、肛门括约肌完全裂伤，多伴有直肠壁裂伤。

Ⅳ度会阴裂伤：裂伤累及直肠阴道壁、直肠壁及黏膜（表3-7）。

表3-7 会阴裂伤分度

裂伤分度	描述
Ⅰ度裂伤	会阴部皮肤或阴道黏膜的损伤
Ⅱ度裂伤	伴有会阴部肌肉损伤，但无肛门括约肌损伤
Ⅲ度裂伤	累及肛门括约肌复合体的损伤，又分为3个亚型
Ⅲa	肛门外括约肌裂伤厚度≤50%
Ⅲb	肛门外括约肌裂伤厚度≥50%
Ⅲc	肛门外括约肌和肛门内括约肌均受累
Ⅳ度	内外括约肌及肛门直肠黏膜均发生损伤

注：如果对会阴Ⅲ度裂伤亚型不能确定，则将其放入更高级别。

2. 产后出血的计量方法有哪些？

常用产后出血量的计量方法。

(1) 称重法或容积法。

(2) 监测生命体征、尿量和精神状态。

(3) 休克指数法，休克指数＝心率/收缩压(mmHg)。

(4) 血红蛋白水平测定：血红蛋白每下降10 g/L，出血量为400～500 mL。但是在产后出血早期，由于血液浓缩，血红蛋白值常不能准确反映实际出血量。值得注意的是,出血速度也是反映病情轻重的重要指标,重症产后出血情况包括:出血速度>150 mL/min,3 h 内出血量超过总血容量的50%,24 h 内出血量超过全身总血容量(表3-8)。

表3-8 休克指数与估计出血量

休克指数	估计出血量(mL)	占总血容量的百分比(%)
<0.9	<500	20
1.0	1 000	20
1.5	1 500	30
2.0	≥2 500	≥50

3. 什么是会阴无保护接生法?

会阴无保护接生法:不保护会阴,按照分娩的自然过程,助产士用单手控制胎头娩出的速度,帮助产妇在宫缩间歇期缓缓娩出胎儿。

4. 什么是晚断脐? 有什么好处?

晚断脐:是指新生儿出生后不马上剪断脐带,而是待脐动脉搏动消失后(约出生后1~3 min),在距脐带根部2~5 cm的位置一次断脐,并结扎脐带(避免二次断脐)。此法是最新指南提倡的断脐方法。

晚断脐的好处:①可以为新生儿带来更多的氧气;②能让新生儿体内增加血液,增加体内铁储备,减少缺铁性贫血的概率;③可以增加早产儿的存活率,让早产儿获得更多胎盘的血液用以维系生命,提高抢救的成功率,降低各种并发症发生的概率。

5. 产后2 h观察的目的是什么? 观察内容有哪些?

观察的目的:防止产后出血。因为产后大出血80%以上都发生在产后2 h。

观察内容:①子宫收缩情况;②阴道出血,会阴及阴道有无血肿;③生命体征,尤其是血压;④一般情况及精神状况。

实训六　新生儿窒息复苏

【案例】

产妇××,28岁,停经40周,单胎,破膜后羊水呈绿色,含胎粪,因胎儿宫内窘迫于1 min前娩出,全身苍白,呼吸微弱,心率70次/min,无肌张力,1 min内Apgar评分2分。

问题:

1.此时助产士应做哪些准备?

2.如何配合医生进行新生儿复苏?

【实训目的】

掌握新生儿窒息复苏技术,降低围产儿死亡率和伤残率,提高新生儿的生存质量。

【操作流程】

新生儿窒息复苏操作流程见表3-9。

表 3-9 新生儿窒息复苏操作流程

项目	操作步骤	要点说明
准备	1.操作者:着装整洁,洗手,戴口罩	
	2.用物:检查复苏气囊是否漏气、气囊弹性回缩良好、压力阀处于开放状态、储气囊完整、面罩大小适宜、气囊充气适度、各部分连接紧密;气管插管(选择合适型号)、导丝、喉镜(检查灯光亮度);听诊器、新生儿辐射台、洗耳球、吸引器和导管、吸痰管、肩垫、毛巾、计时器、胶带、药品、速干手消毒液	◆物品准备齐全,性能良好,处于备用状态 ◆辐射台提前预热,调节温度至32~34 ℃
	3.环境:宽敞明亮,光线充足,室温适宜	◆室温25~28 ℃
实施	1.快速评估:新生儿出生后首先进行快速评估,足月吗?羊水清吗?有呼吸或哭声吗?肌张力好吗?	◆评估时间为5 s ◆4项评估如都是"是",可进行常规护理,擦干全身,保暖,必要时清理气道等
	2.确认抢救时间:如有任何一项为"否",需要将新生儿置于预热的辐射台上,接受初步复苏,并确认抢救时间	
	3.初步复苏(A) (1)保暖:将新生儿立即置于预热好的辐射台上 (2)体位:肩部用布垫或毛巾垫高2~3 cm,使新生儿颈部呈轻度仰伸位(鼻吸气位) (3)清理呼吸道:使头偏向一侧,用洗耳球或吸管吸净口腔、鼻腔内分泌物(图3-6) (4)擦干和刺激:用温热干毛巾擦干全身,拿掉湿毛巾。用手指弹患儿足底或按摩背部2次,重新摆正体位(图3-7) (5)评价呼吸、心率、肤色(时间为6 s)	◆清理呼吸道,先口咽后鼻腔,连接吸痰器,调节负压80~100 mmHg,吸引时间<10 s ◆诱发自主呼吸

新生儿窒息复苏

续表 3-9

项目	操作步骤	要点说明
实施	4.正压通气(B) (1)选择气囊,接上氧源(氧流量 5 L/min,浓度40%),选择合适型号的面罩 (2)站在新生儿的一侧或头部,将新生儿的头部摆正到鼻吸气位 (3)将新生儿复苏气囊和面罩连接好,将面罩放在新生儿面部,完全覆盖鼻、口和下颌的尖端,进行正压通气,念"1"时挤气囊,"2、3"时放气,正压通气频率为 40~60 次/min,压力为 20~25 cmH$_2$O(图 3-8) (4)正压通气 30 s,再次听心率,评价	◆正压通气指征:初步复苏后仍呼吸暂停或喘息样呼吸或心率<100 次/min ◆新生儿复苏成功的关键是建立充分的正压通气 ◆足月儿可以用空气开始进行复苏,早产儿开始给 21%~30% 浓度的氧 ◆再次评估时,若心率≥100 次/min,逐步减少并停止正压通气;若 60 次/min<心率<100 次/min,需矫正通气步骤:检查面罩和面部之间是否密闭,再次调整;若心率<60 次/min,需连接集气袋,提高正压通气氧浓度至 100%,进行胸外心脏按压(或气管插管)
	5.胸外心脏按压(C) (1)按压位置:胸骨下 1/3 处,即两乳头连线中点下方 (2)按压手法:①拇指法,两拇指重叠或并列,拇指双手环抱胸廓支撑背部,第一节弯曲,垂直压迫(图 3-9);②双指法,右手中指和示指 2 个指尖放在胸骨上进行按压,左手掌面向上支撑其背部(图 3-10) (3)按压深度:胸廓前后径的 1/3 (4)按压频率:按压与通气比为 3:1,即 90 次/min 按压和 30 次/min 正压通气,达到每分钟 120 个动作 (5)胸外按压 30 s,再次听心率,评价	◆当开始胸外按压,给氧浓度增加至 100% ◆放松时指尖或拇指不离开胸骨,下压时间应稍短于放松时间 ◆若心率>60 次/min,停止按压,继续正压通气;若心率<60 次/min,重新进行按压,并使用药物和气管插管

续表 3-9

项目	操作步骤	要点说明
实施	6.气管插管(必要时) (1)指征:气囊面罩人工呼吸无效或要延长时;需要气管内吸引清除胎粪时;经气管注入药物时;特殊复苏情况,如先天性膈疝或超低出生体重儿 (2)操作选择合适型号的镜片 (3)选择正确的气管导管 (4)气管插管(由医生完成,护士配合):摆好体位,操作者右手固定头部,左手握镜,喉镜叶片沿舌面滑入,将舌推向左侧,推进镜片顶端到达会厌软骨谷,轻轻上抬(向上向前)镜片,暴露声门,插入气管套管,右手将管子固定于患儿上颚,左手小心退出喉镜	◆足月儿用1号,早产儿用0号 ◆气管导管内径: 2.5 mm:体重<1 000 g、孕周<28周 3.0 mm:体重1 000~2 000 g、孕周28~34周 3.5 mm:体重2 000~3 000 g、孕周34~38周 4.0 mm:体重>3 000 g、孕周>38周 ◆全部操作20~30 s内完成
	7.药物治疗(D) (1)肾上腺素:静脉注射,1:10 000肾上腺素0.1~0.3 mL/kg,必要时3~5 min重复1次,气管内0.5~1 mL/kg。 (2)扩容剂:有低血容量、怀疑失血或休克的新生儿在对其他措施无反应时,考虑使用生理盐水,首次剂量10 mL/kg,缓慢静脉注射	◆肾上腺素使用指征:心搏停止或在30 s人工呼吸和胸外心脏按压后,心率持续<60次/min ◆给药途径:首选脐静脉给药。需重复给药,则应选择静脉途径
	8.评价(E):复苏过程中随时评价新生儿的皮肤、呼吸、心率、肌张力、喉反射为确定进一步的抢救提供依据	
	9.整理用物、洗手、记录	
操作评价	1.操作程序正确,熟练,敏捷,准确,安全,有效 2.操作动作规范,体现人文关怀	

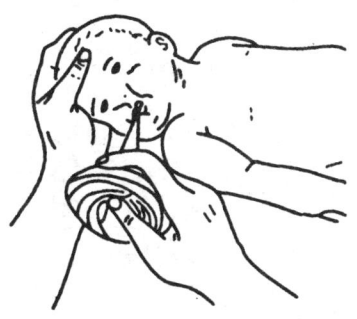 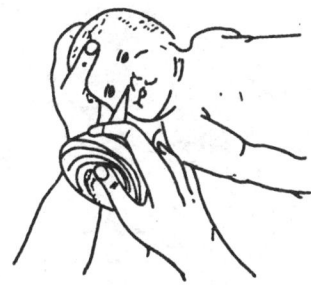

图 3-6 吸引

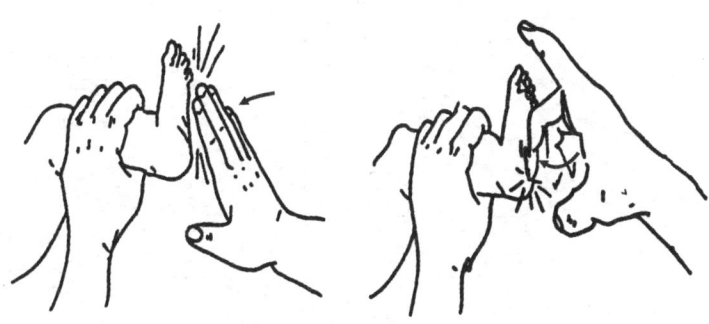

图 3-7 拍打及弹足底

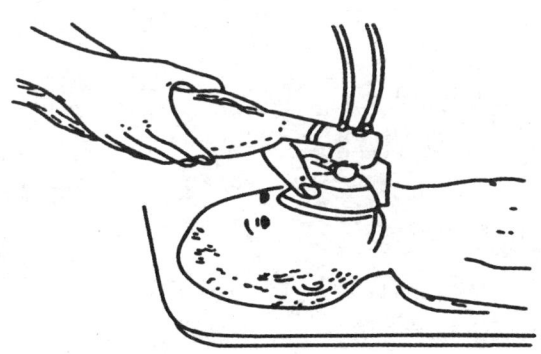

图 3-8 面罩正压通气

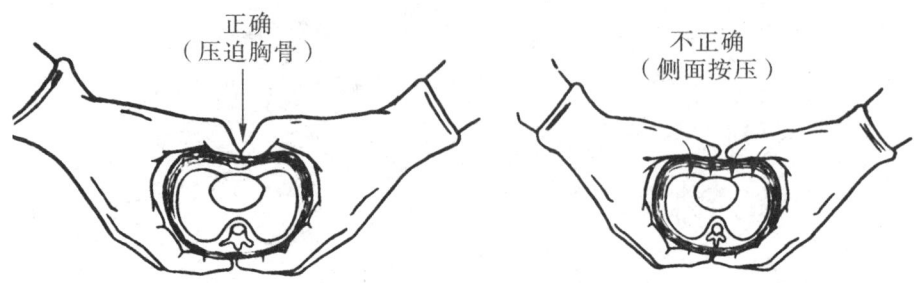

图 3-9　心脏按压（拇指法）

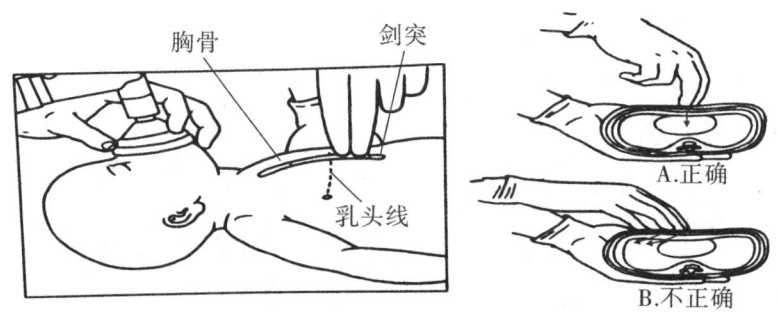

图 3-10　心脏按压（双指法）

【注意事项】

1. 新生儿复苏时每 30 s 必须重新评价呼吸、心率和氧饱和度,若出现气管插管指征,立即配合医生行气管插管。

2. 早产儿复苏开始时应从 21%～30% 的氧浓度开始,复苏效果不好时应给予高浓度氧。

3. 胸外心脏按压与正压人工通气的比例为 3∶1,胸外按压的频率是 90 次/min,正压通气的频率是 30 次/min。

【相关知识链接】

1. 什么是新生儿窒息?

新生儿窒息是指由于产前、产时、产后的各种病因,使胎儿缺氧而发生宫内窘迫,或娩出过程中发生呼吸、循环障碍,导致生后 1 min 内无自主呼吸或未建立规律呼吸,以低氧血症、高碳酸血症和酸中毒为主要病理生理改变的疾病。新生儿窒息是引起围生期新生儿死亡和致残的重要原因之一。

2.新生儿出生后快速评估包括哪几项指标?

包括4项指标:

(1)是否足月?

(2)羊水是否清?

(3)是否有哭声或呼吸?

(4)肌张力是否好?

3.新生儿 Apgar 评分内容及标准是什么?

新生儿 Apgar 评分标准见表3-10。

表3-10 新生儿 Apgar 评分标准

体征	评分标准		
	0	1	2
皮肤颜色	全身青紫或苍白	躯干红,四肢青紫	全身红
心率	无	<100 次/min	≥100 次/min
弹足底或插鼻管后反应	无	有皱眉动作	哭、喷嚏
肌张力	松弛	四肢稍屈曲	四肢活动
呼吸	无	浅、慢、不规则	正常、哭声响亮

注:评分8~10分为正常,4~7分为轻度窒息,0~3分为重度窒息。

4.新生儿窒息时复苏囊氧浓度如何调控?

如不连接氧源,氧浓度为21%;如连接氧源,不加储氧器,氧浓度为40%;连接氧源,加袋状封闭式储氧器,氧浓度为100%;连接氧源,加管状半封闭式储氧器,氧浓度为80%~90%。

5.新生儿窒息时如何确定气管插管的深度?

(1)体重估测法:插入导管尖端至一侧口角深度为体重(kg)+5 cm。

(2)听诊法:进行正压通气,听诊双侧通气音,通气音同侧相等表明插入深度适当,听诊一侧偏强表明插管过深,应进行调整。

(3)体表标志测量法:插入导管深度约等于同侧鼻孔至耳乳突长度。

(4)胸骨上切迹摸管法:操作者或助手的小指尖垂直置于胸骨上切迹上,当导管在气管内前进时小指尖触摸到管端,则表示管端已达气管中点。

实训七 会阴切开缝合术

【案例】

初产妇××,28岁,G_1P_0,停经39^{+4}周,入院评估胎儿约3 700 g,产道无明显异常。临产后,产程进展比较顺利,宫口全开45 min,胎心100次/min,枕左前位,S^{+3}。产科医生评估后决定实施阴道助产。

问题:
1. 会阴切开的适应证和禁忌证有哪些?
2. 如何实施会阴切开缝合术?

【实训目的】

1. 缩短第二产程。
2. 避免严重的会阴阴道裂伤,减轻母儿损伤。
3. 实施阴道助产。

【操作流程】

会阴切开缝合术操作流程见表3-11。

表3-11 会阴切开缝合术操作流程

项目	操作步骤	要点说明
评估	评估会阴切开的适应证,向孕妇解释会阴切开的目的,以取得配合	室温25~28 ℃,湿度50%~60%

续表 3-11

项目	操作步骤	要点说明
准备	1. 操作者:穿戴整齐(帽、口罩、洗手衣),外科手消毒	
	2. 用物 (1)无菌器械:会阴切开剪或钝头直剪刀、注射器、止血钳(2~3把)、持针器、有齿镊、长针头、缝合针(三角针、圆针各1个)、缝线(4-0、3-0、2-0) (2)无菌敷料:有尾纱布、小孔巾、棉球、手套等 (3)药物:2%利多卡因或0.5%~1%普鲁卡因、注射用生理盐水、消毒液	◆用物备齐、放置有序
	3. 孕妇:取得知情同意,理解操作目的及配合要点	
	4. 环境:光线充足,温湿度适宜,关闭门窗或屏风遮挡	◆保护孕妇隐私
实施	1. 核对、解释:核对孕妇床号、姓名,解释操作目的及注意事项	◆消除孕妇紧张情绪
	2. 安置体位:协助孕妇取截石位,行会阴消毒	◆具体操作见模块三实训二
	3. 外科手消毒,穿手术衣,戴无菌手套	
	4. 铺产台,摆放用物	◆具体操作见模块三实训四
	5. 消毒皮肤:以侧切口为中心,用0.5%碘伏纱布由内向外消毒皮肤2遍,第1遍直径>10 cm,第2遍直径小于第1遍	
	6. 麻醉 (1)双人核对局部麻醉药的药名、浓度、剂量及有效期;操作者用20 mL注射器抽取局部麻醉药,更换9号针头 (2)在坐骨结节与肛门之间皮内注射麻醉剂形成皮丘 (3)术者左手示指及中指伸入孕妇阴道内,以(左)坐骨棘为指示点,右手持20 mL注射器,当针穿过骶棘韧带时有一突破感,是穿刺成功的标志。回抽注射器确认无回血,注入麻醉剂以阻滞会阴部神经 (4)在切开侧的大小阴唇做扇形皮下注射	◆严格执行三查七对
	7. 切开 (1)宫缩间歇时左手示指、中指伸入阴道与先露部之间,撑起会阴壁 (2)将会阴切开剪放在会阴后联合中线偏左侧45°位置,剪刀要与皮肤垂直(图3-11) (3)子宫收缩产妇用力屏气时做会阴全层切开,注意黏膜与皮肤切口长短一致,切口长4~5 cm,切口用纱布压迫止血,若有局部小血管断裂有活动性出血者,可钳夹结扎小动脉	◆会阴高度膨隆时为60°~70°,防误伤直肠 ◆若行会阴正中切开,用钝头直剪刀沿会阴后联合正中垂直切开2~3 cm(图3-12)

会阴切开缝合术

续表 3-11

项目	操作步骤	要点说明
实施	8.缝合 (1)胎儿胎盘娩出后检查子宫颈及阴道有无撕裂、血肿以及肛门括约肌的完整性 (2)阴道内塞一有尾纱布 (3)缝合阴道黏膜:中、示指撑开阴道壁,暴露阴道黏膜切口顶端,从切口顶端0.5~1 cm处开始缝合,间断缝合至处女膜环处,对合整齐(图3-13) (4)缝合肌层:间断缝合,切口对齐(图3-14) (5)缝合皮下层及皮肤:缝前先用碘伏消毒皮肤,对合良好,不留针眼(图3-15、图3-16) (6)缝毕取出阴道内纱布,常规做肛门检查,检查有无缝线穿透直肠黏膜 (7)清点器械及纱布	◆按照解剖关系逐层缝合、松紧适宜、勿过密过紧、及时止血 ◆若有缝线穿透直肠黏膜,则应拆除缝线重新缝合
	9.安置产妇:将产床调节成水平位,帮助产妇放平双腿休息,注意给产妇保暖	
	10.整理用物:推车至洗涤间,戴手套,整理用物,脱手套,洗手,记录	◆在分娩记录单上记录并签字
评价	1.操作程序正确,操作熟练,严格无菌操作,以防感染 2.操作中体现人文关怀,护患沟通良好	

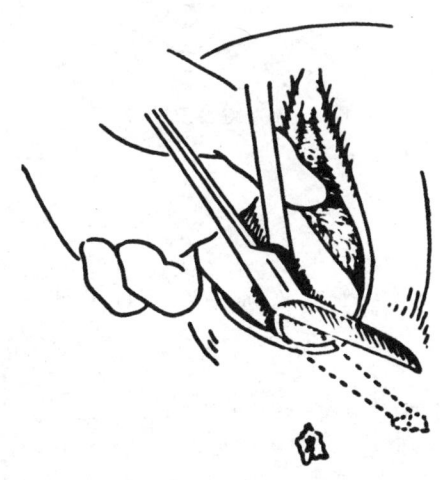

图3-11 会阴侧斜切开术

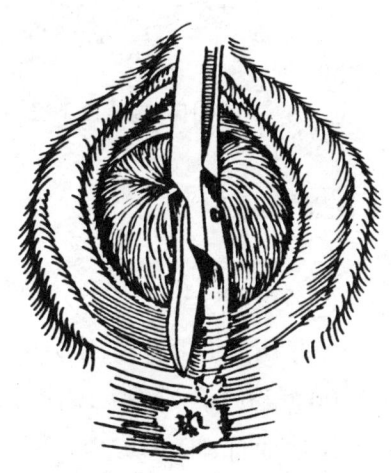

图3-12 会阴正中切开术

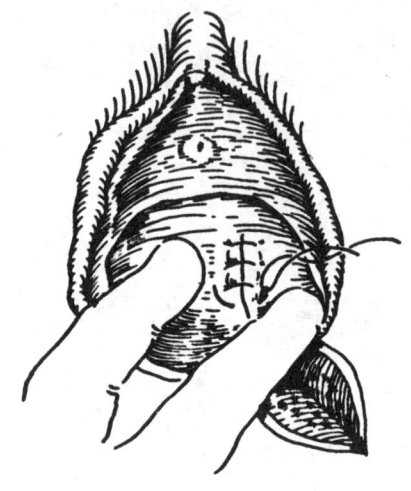
图 3-13　缝合阴道黏膜

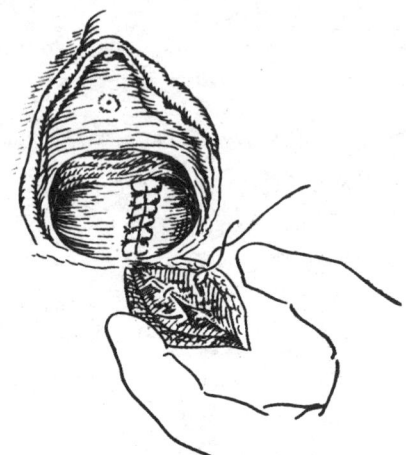
图 3-14　缝合肌层

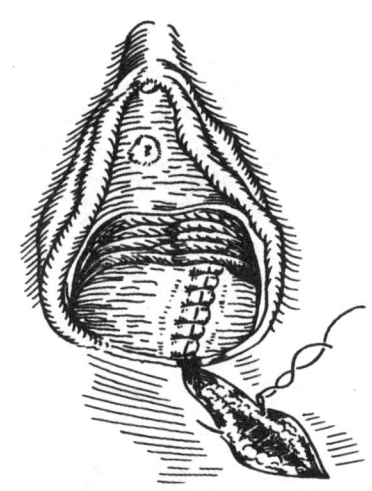
图 3-15　缝合皮下层

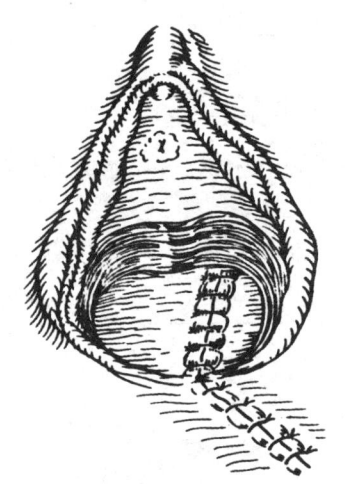
图 3-16　缝合皮肤

【注意事项】

1. 严格掌握会阴切开术的适应证,不主张常规行会阴切开术。

2. 掌握切开角度:剪刀应与皮肤垂直。如会阴高度膨隆,斜切角度应在 60°左右,否则会因角度过小误伤直肠或缝合困难。

3. 缝合前仔细检查软产道,以免遗漏。

4. 缝合时从切口顶端上方 0.5 cm 处开始缝合,缝针勿过密过紧,以免组织水肿或缝线嵌入组织内,影响伤口愈合,按解剖层次均匀对合,不留无效腔。

5. 缝合术后常规肛查。术毕注意清点缝针和纱布。

6. 及时止血,预防血肿。

7. 严格无菌操作,预防感染。

【相关知识链接】

1. 会阴切开的适应证和禁忌证有哪些?

(1)适应证

1)会阴裂伤不可避免者:会阴体过长、过短、坚韧,会阴瘢痕、水肿等。

2)阴道助者:胎头吸引术、产钳术、臀位牵引术等,尤其是初产妇。

3)缩短第二产程:胎儿窘迫、妊娠合并心脏病、严重的妊娠高血压疾病等。

(2)禁忌证

1)绝对禁忌证:估计不能经阴道分娩(如梗阻性难产)及不宜经阴道分娩(如活动期疱疹)者。

2)相对禁忌证:会阴条件好或者胎儿较小者,前次分娩会阴完好或会阴切口愈合好的产妇,人免疫缺陷病毒感染者。

2. 如何选择会阴切开的方式?

一方面充分估计产妇会阴条件、胎儿大小、是否急需娩出、经阴道分娩的难易度。如会阴体短者,宜行会阴侧斜切术,且侧斜切口应适当延长(一般4~5 cm);另一方面还要考虑接生者的助产经验,助产经验少者,尽量不行会阴正中切开术。

3. 如何把握会阴切开的时机?

切开时间应预计在胎儿娩出前5~10 min,不宜过早。切开过早,创面不仅出血较多,而且延长了暴露时间,增加感染机会;而切开太迟,则往往会造成会阴裂伤、第二产程延长、新生儿窒息加重。切开时间以胎头拨露3~4 cm、会阴明显膨隆时为佳,若行胎头吸引或产钳助产、臀牵引时需要会阴切开,则应在实行上述手术前进行。

实训八　人工破膜术

【案例】

孕妇××,29 岁,G_1P_0,停经 39^{+2} 周,规律宫缩 10 h,阴道检查:头先露,宫口开大 6 cm,S=0,胎膜未破。胎心监护正常,宫缩持续 30～35 s,间歇 3～4 min,宫缩时按压宫底肌壁有凹陷,宫缩间隙子宫壁完全放松。

问题:

1. 该孕妇目前诊断是什么?
2. 对于该孕妇,下一步应如何处理?

【实训目的】

1. 加强宫缩、加速产程进展。
2. 观察羊水量、颜色及性状。
3. 促进胎先露下降,反射性引起子宫收缩。

【操作流程】

人工破膜术操作流程见表 3-12。

表 3-12　人工破膜术操作流程

项目	操作步骤	要点说明
评估	1. 评估孕妇宫缩、病情、孕周、胎方位、胎心音、自理能力、合作程度及膀胱充盈等情况 2. 评估有无明显头盆不称及胎位异常等情况	
准备	1. 操作者：衣帽整洁、洗手、戴口罩	
	2. 用物：外阴消毒包（内有无菌弯盘 1 个、治疗碗 1 个、无菌持物钳 2 把、消毒棉球若干、无菌干纱布 2 块）、一次性治疗巾、医用碘伏、39～41 ℃温水 2 000 mL、10%～20% 软皂液、冲洗壶、便盆、无菌手套、血管钳、多普勒胎心监护仪、速干手消毒凝胶	◆用物备齐、放置有序
	3. 孕妇：取得孕妇（家属）知情同意，孕妇理解操作目的，排空膀胱	◆必要时行导尿术
	4. 环境：宽敞明亮，光线充足，温湿度适宜，关闭门窗或屏风遮挡	◆注重保护孕妇隐私
实施	1. 核对孕妇床号、姓名，解释操作目的及注意事项	◆消除孕妇紧张情绪
	2. 协助孕妇取截石位	◆注意保暖和保护患者隐私
	3. 听胎心：了解胎心情况	
	4. 外阴常规冲洗消毒后将垫巾置于孕妇臀部	◆具体操作见模块三实训二
	5. 检查宫口情况：消毒双手并戴无菌手套，右手示指、中指伸入阴道，了解宫口扩张及先露情况以及有无脐带先露，排除头盆不称、胎位异常。然后右手示指、中指顶着胎先露处的羊膜	
	6. 人工破膜：操作者左手持长弯血管钳或穿刺针，沿右手示指和中指间隙到达先露部，在宫缩间歇期轻轻地划（夹）破羊膜囊，破膜后阴道内手指应堵住破口，控制羊水缓慢流出，观察羊水色、质、量及气味（图 3-17）	◆破膜后应控制羊水流出速度，控制羊水缓慢流出，以免宫腔骤然下降，引起胎盘早剥 ◆若羊水流出不多，可将胎头轻轻上推，以利羊水流出

续表 3-12

项目	操作步骤	要点说明
实施	7. 听胎心。施术者待一次宫缩过后,确认未触及脐带,先露紧贴宫颈,手指退出	◆ 人工破膜前后均应听取胎心
	8. 告知孕妇破膜、胎心情况以及破膜后卧位指导。撤去垫巾,垫孕妇护理垫,整理床单位	
	9. 整理用物:再次核对,整理用物,洗手,记录	◆ 记录破膜时间及羊水情况
评价	1. 操作程序正确,操作熟练,手法轻柔,符合规范要求	
	2. 操作中体现人文关怀,护患沟通良好	

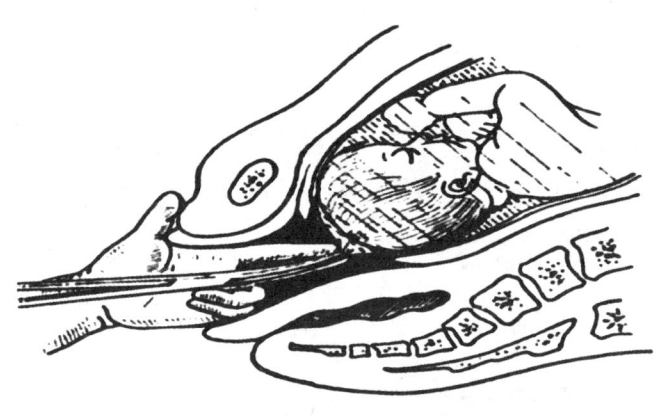

图 3-17 人工破膜

【注意事项】

1. 破膜前后及时监测胎心,观察胎心率变化,注意阴道口有无胎盘组织、脐带或搏动的血管,以免引起母胎出血或脐带脱垂。

2. 破膜时组织钳不要扣合,不能用暴力钳夹,用穿刺针时,应划破胎膜以免损伤胎儿头皮。

3. 破膜应在宫缩间歇进行,防止羊水栓塞。

4. 如羊膜腔压力大,羊水快速流出时,可握拳置入阴道内使羊水缓慢流出,羊水过少者可上推胎头或用手指扩大破口利于羊水流出。

5. 注意观察有无脐带脱垂、胎盘早剥、羊水栓塞等并发症的发生。

6. 破膜达12 h后,应用抗生素防止感染。

7. 宫颈未成熟者则引产的成功率低,先促宫颈成熟后,再决定是否破膜。

【相关知识链接】

1. 人工破膜的适应证和禁忌证有哪些?

(1) 适应证

1) 急性羊水过多,有严重压迫症状者。

2) 引产:宫颈成熟、胎头固定、胎膜未破、妊娠高血压综合征、过期妊娠、轻型胎盘早剥或部分前置胎盘、死胎、胎儿畸形、羊水过少等。

3) 催产:产程中相对头盆不称、潜伏期或活跃期延长均可进行人工破膜加强宫缩。

4) 宫口开全后胎膜仍未自然破裂者。

(2) 禁忌证

1) 有明显头盆不称、产道阻塞者。

2) 胎位异常,如横位、臀位。

3) 胎盘功能严重减退者。

2. 人工破膜常见并发症有哪些?

(1) 脐带脱垂。

(2) 胎盘早剥。

(3) 感染。

(4) 羊水栓塞。

实训九 异常分娩助产术

任务一 枕后位、枕横位助产术

【案例】

孕妇××,23岁,G_1P_0,停经39周,宫缩35~40 s/140 s,强度中等,胎心音145次/min,宫口开大8 cm已1 h,ROP,S-1,有产瘤形成,产妇排便感强烈。

问题:
持续性枕后位、枕横位的临床表现有哪些?如何处理?

【实训目的】

掌握枕后位、枕横位的正确处理方法,促进自然分娩。

【操作流程】

枕后位、枕横位助产术操作流程见表3-13。

表3-13 枕后位、枕横位助产术操作流程

项目	操作步骤	要点说明
评估	评估孕妇年龄、孕产史、精神状态、饮食及体力情况、宫缩、产程进展(宫口、胎先露、胎方位、胎心、产道)情况和配合程度	

续表 3-13

项目	操作步骤	要点说明
准备	1.操作者:核对、解释操作目的,着装整洁,洗手,戴口罩	
	2.用物 (1)分娩操作模型,治疗车,多功能产床。外阴消毒包、产包(敷料包、器械包各1个);无菌手套、产钳、胎吸;胎心监护仪或多普勒、带秒针的时钟;必要时备防护面屏或防护眼罩 (2)新生儿复苏辐射台预热,调节温度至32~34 ℃,复苏气囊、面罩、吸引及吸氧装置处于功能状态 (3)药品:缩宫素、利多卡因、维生素 K_1 等	◆按使用先后顺序将用物摆放整齐
	3.孕妇:理解操作目的,排空膀胱	◆必要时行导尿术
	4.环境:清洁安静,光线充足,室温适宜	◆提前调整室温达25~28 ℃,注意保护产妇隐私
实施	1.携用物至产床旁,解释操作的目的、方法及配合要点,取得产妇配合	◆消除孕妇紧张情绪
	2.建立静脉通路,持续电子胎心音监护	◆加强宫缩或补充能量
	3.孕妇助取膀胱截石位,行外阴消毒	◆具体操作见模块三实训二
	4.操作者戴无菌手套,内诊确定宫口、胎方位、胎先露及产道等情况	
	5.手转胎头或器械助产 (1)指导产妇配合宫缩、屈髋加腹压用力,使胎先露部充分借助肛提肌收缩力转至枕前位 (2)在宫缩间歇时,操作者右手中、示指放置胎头枕骨下方,宫缩时协助胎头枕部向耻骨联合方向转动,宫缩间歇仍需固定胎头,直至转至枕前位 (3)经上述处置进展缓慢,宫口已开全,S≥+3时,行会阴侧切术后,用胎头吸引器(或产钳)辅助将胎头转至枕前位	◆以此方式减小骨盆倾斜度、增加胎轴压 ◆宫口开大>8 cm,S+1以下后行手转胎头,同时给予加强宫缩处理 ◆宫口开全,S+2后可行器械助产

续表3-13

项目	操作步骤	要点说明
实施	6.接产 (1)转至枕前位者按枕前位分娩机制正常接产 (2)不能转至枕前位者按枕后位分娩机制接产(图3-18)	◆严格无菌操作,做好新生儿复苏抢救准备 ◆经过上述处理效果不佳或试产过程中出现胎儿窘迫,应行剖宫产术结束分娩
评价	1.能够正确判断胎方位并指导纠正方法 2.操作熟练规范,孕妇体位选择适当 3.接产及急救用物准备齐全 4.操作中体现人文关怀,护患沟通良好	◆能严格无菌操作 ◆掌握枕后位分娩机制

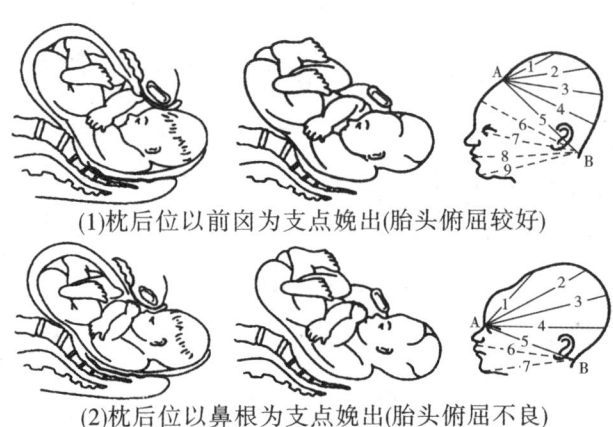

(1)枕后位以前囟为支点娩出(胎头俯屈较好)

(2)枕后位以鼻根为支点娩出(胎头俯屈不良)

图3-18 枕后位分娩机制

【注意事项】

1.根据临床表现及时发现异常胎方位。

2.纠正胎位前要建立静脉通路,加强宫缩或补充能量。

3.密切监护胎心音变化,一旦出现胎儿窘迫,及时处理。

4.若第二产程延长,而胎头双顶径仍在坐骨棘以上,或第二产程S<+3伴胎儿窘迫时,均宜剖宫产分娩。

【相关知识链接】

1. 何为持续性枕后位、枕横位？

临产后，凡胎头以枕后位或枕横位衔接，经充分试产，胎头枕部仍位于母体骨盆后方和侧方，不能转向前方致使分娩发生困难者，称为持续性枕后位或持续性枕横位。

2. 持续性枕后位、枕横位的临床表现是什么？如何诊断？处理原则是什么？

（1）临床表现

1）肛门坠胀：因胎儿枕部压迫产道，产妇感觉肛门坠胀及有排便感。

2）低张性宫缩乏力：临产后胎头枕后位衔接影响胎头俯屈及下降，宫颈不能有效扩张，影响内源性缩宫素释放，出现低张性宫缩乏力。

3）产程延长：宫口尚未开全便过早屏气用力，第二产程腹肌收缩乏力使胎头下降延缓或停滞，致产程延长。

（2）诊断

1）腹部检查：在宫底部触及胎臀，胎背偏向母体的后方或侧方，在对侧可明显触及胎儿肢体。胎心在脐下偏外侧听得最清楚，枕后位因胎背伸直，前胸贴近母体腹壁，也可以在胎儿肢体侧的胎胸部位听到。

2）肛门（阴道）检查：当肛查宫颈部分扩张或开全时，若为枕后位，感到盆腔后部空虚，查明胎头矢状缝位于骨盆斜径上，前囟在骨盆右前方，后囟在骨盆左后方则为枕左后位，反之为枕右后位。若出现胎头水肿、颅骨重叠、囟门触不清，需行阴道检查借助胎儿耳郭及耳屏位置及方向判定胎位，若耳郭朝向骨盆后方，即可诊断为枕后位，若耳郭朝向骨盆侧方，则为枕横位。

3）B超检查：根据胎头颜面及枕部的位置，可以准确探清胎头位置以明确诊断。

（3）处理原则

1）若骨盆无异常、胎儿不大，可试产，需密切观察。

2)第一产程防止产妇过早屏气用力,以免引起宫颈前唇水肿及体力消耗。侧卧位纠正胎位。

3)宫口开大>8 cm,S+1以下后行手转胎头,同时给予加强宫缩处理。

4)宫口开全,S+2后可行器械助产。

5)若经过上述处理效果不佳或试产过程中出现胎儿窘迫,均应行剖宫产术。

3.持续性枕后(横)位对母体和胎儿有哪些影响?

(1)对母体的影响:持续性枕后(横)位容易导致胎头下降延缓及停滞,出现继发性宫缩乏力及第二产程延长,甚至滞产。若产道受压过久因膀胱麻痹可致尿潴留,甚至发生生殖道瘘。阴道助产率高,产道裂伤、产后出血及产褥感染概率增加。

(2)对胎儿的影响:产程延长及手术助产机会增多,易致胎儿窘迫、新生儿窒息及产伤等使围产儿死亡率增高。

4.如何实现枕后位分娩?

枕后位分娩机制:枕左(右)后位内旋转时向后旋转45°,使矢状缝与骨盆前后径相一致,胎儿枕部朝向骶骨呈正枕后位,其分娩方式如下。

(1)胎头俯屈较好:继续下降前囟抵达耻骨联合下,以前囟为支点,胎头继续俯屈,自会阴前缘先娩出顶部及枕部,胎头仰伸再自耻骨联合下相继娩出额、鼻、口、颏。此种分娩方式为枕后位经阴道助产最常见的方式。

(2)胎头俯屈不良:胎头额部先拨露,当鼻根抵达耻骨联合下时,以鼻根为支点,胎头先俯,使前囟、顶部及枕部相继从会阴前缘娩出额、鼻、口及颏(图3-18)。因胎头以较大的枕额周径旋转,这种分娩方式较前者困难,除少数产力好、胎儿小能以正枕后位自然娩出外,多数需阴道助娩。

任务二　肩难产助产术

【案例】

孕妇××,28岁,G_2P_1,停经39周,宫高39 cm,腹围108 cm,有规律宫缩,强度强、胎心音145次/min,宫口开全,枕右前位,胎头已拨露,产瘤较大,出现"龟缩症"。

问题:

孕妇可能出现什么风险?应如何处理?

【实训目的】

1. 掌握常用娩肩方法。
2. 能够应用正确的方法协助娩出胎肩,避免母儿损伤。

【操作流程】

肩难产助产术操作流程见表3-14。

表3-14　肩难产助产术操作流程

项目	操作步骤	要点说明
评估	孕妇年龄、体重、孕产史、产程进展情况及产妇的精神状态,配合程度	◆有无糖尿病、肩难产、巨大儿史、过期妊娠、多产(>3次)

续表 3-14

项目	操作步骤	要点说明
准备	1. 操作者：核对、解释操作目的，着装整洁，洗手，戴口罩	
	2. 用物 (1) 分娩操作模型，治疗车，多功能产床，外阴消毒包、产包(敷料包、器械包各1个)；无菌手套，产钳，胎吸；胎心监护仪或多普勒、带秒针的时钟；必要时备防护面屏或防护眼罩 (2) 新生儿复苏辐射台预热，调节温度至32~34℃，复苏气囊、面罩、吸引及吸氧装置处于功能状态 (3) 药品：缩宫素、利多卡因、维生素 K_1 等	◆ 按使用先后顺序将用物摆放整齐
	3. 孕妇：理解操作目的，排空膀胱	◆ 必要时行导尿术
	4. 环境：清洁安静，光线充足，室温适宜	◆ 提前调整室温达25~28℃，注意保护产妇隐私
实施	1. 携用物至产床旁，确认产妇。解释操作的目的、方法及配合要点，取得产妇配合	◆ 消除孕妇紧张情绪
	2. 建立静脉通路，并持续电子胎心音监护	◆ 加强宫缩或补充能量 ◆ 密切监护胎心音变化，一旦出现胎儿窘迫，及时处理
	3. 协助取膀胱截石位，行外阴消毒	◆ 具体操作见模块三实训二
	4. 铺产台，接产：戴无菌手套，阴道检查，确定胎方位	◆ 具体操作见模块三实训四
	5. 胎头娩出后出现了"龟缩症"，常规方法不能免出胎肩(图3-19)	◆ 胎头娩出后回缩面部受压现象（双下巴征）、胎儿面部发绀
	6. 立即启动肩难产应急预案 (1) 呼叫增援：有经验的产科医生、助产士、麻醉医生、儿科医生 (2) 评估会阴条件，必要时行会阴切开	◆ 密切监护胎心音

续表 3-14

项目	操作步骤	要点说明
实施	7.常用肩难产纠正方法 (1)屈大腿法(首选):孕妇大腿极度屈曲,并压向其腹部,双手抱膝 (2)耻骨上加压法:助手在耻骨联合上方触到胎儿前肩部位并向下加压,使双肩径缩小,同时助产者牵拉胎头,两者相互配合持续加压与牵引(图3-20) (3)旋肩法(Woods法):助产者以示指、中指伸入阴道,紧贴胎儿后肩的背面,将后肩向上旋转,助手协助将胎头同方向旋转,当后肩逐渐旋转至前肩位置时娩出(图3-21) (4)后肩娩出法:助产者的手沿骶骨伸入阴道,握住胎儿后上肢,使其肘关节屈曲于胸前,以洗脸式娩出后臂,从而协助后肩娩出(图3-22) (5)四肢着地法:迅速将产妇翻转为双手和双膝着床,呈趴在产床姿势(图3-23) 综上可总结为五字诀:屈、压、转、牵、翻 8.协助胎盘娩出:胎儿娩出后立即应用缩宫素预防产后出血,协助胎盘娩出 9.常规检查软产道排除裂伤,进行必要的缝合。缝合完毕常规肛门指检 10.整理用物,洗手,记录	◆拉直腰椎与骶椎的突起,增加骨盆的前后径,使胎儿脊柱侧屈 ◆常与屈大腿法同时使用,手的摆法同心肺复苏,不能在宫底处加压 ◆操作时胎背在母体右侧用左手,胎背在母体左侧用右手 ◆旋转后肩娩出时勿旋转胎颈及胎头,以免损伤臂丛神经 ◆切忌抓胎儿的上臂,以免肱骨骨折 ◆重力作用或增加骨盆前后径,有利于解除胎肩嵌顿状态 ◆产科、儿科医生对新生儿进行全面体格检查 ◆详细记录操作步骤
评价	1.能够正确判断异常分娩,做好预警 2.团队到位及时,分工明确 3.工作有条不紊,配合手法得当 4.操作中体现人文关怀,护患沟通良好	◆及时请求帮助 ◆切忌惊慌忙乱

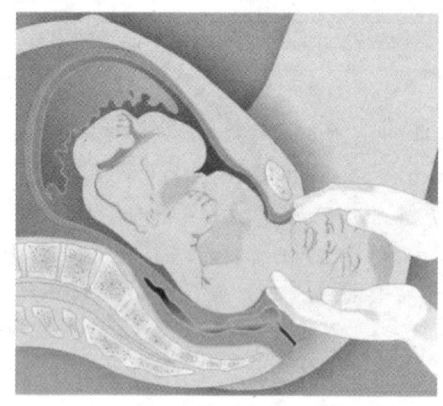
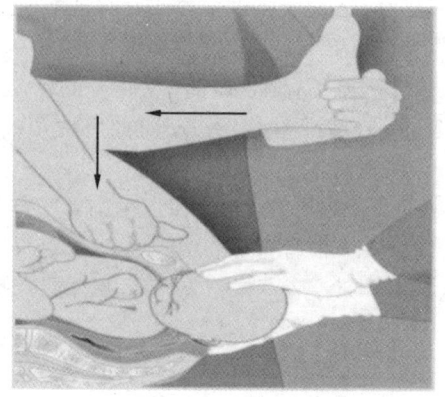

图 3-19 "龟缩症"　　　　图 3-20 屈大腿、压前肩

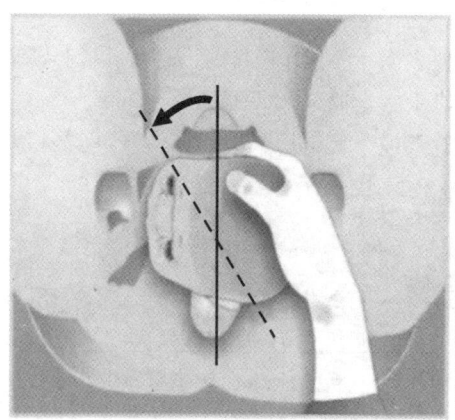
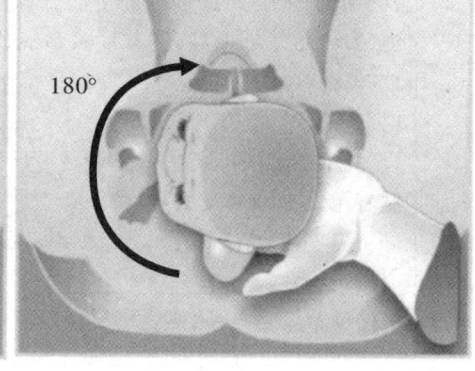

图 3-21 旋肩法

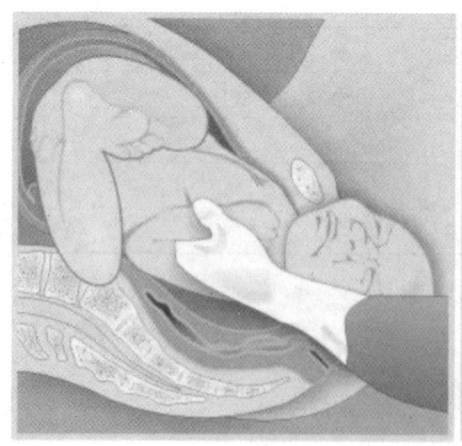
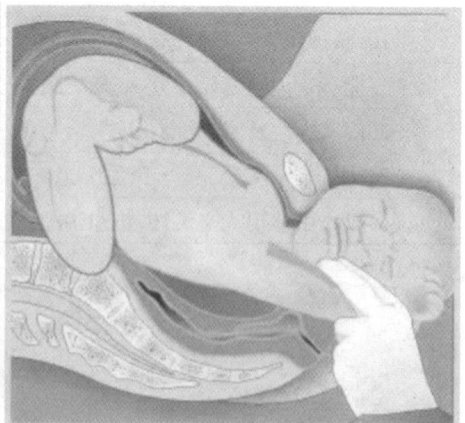

图 3-22 后肩娩出(牵后臂)法

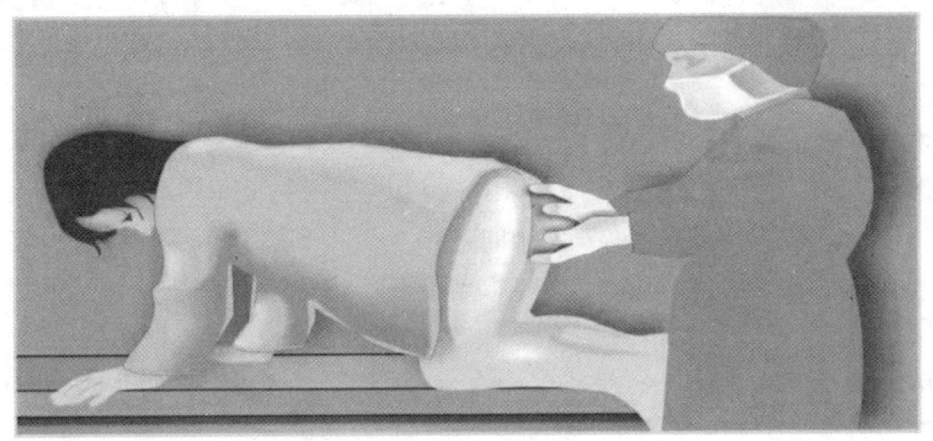

图3-23　四肢着地法

【注意事项】

1. 要注意胎头娩出至胎肩娩出有一个胎头复位、肩部下降旋转的生理过程。胎头娩出后,至少等待一次自然宫缩的时间,可有效地减少肩难产误诊。

2. 文中方法为肩难产处理的基本方法,排序为方便记忆,不是必须逐一完成的固定程序。各种处理方法的效果并无明确的优劣之分,操作者可按照本人最熟悉的操作进行。

3. 注意避免惊慌,抢救团队及时到位,各尽其职。

4. 时间控制在 5~7 min 内,以减少新生儿窒息、产伤等并发症。

5. 助产过程中禁止按压宫底,以免加重胎肩嵌顿和引起胎儿产伤。

【相关知识链接】

1. 肩难产的高危因素有哪些?

产前高危因素:①巨大胎儿;②肩难产史;③妊娠期糖尿病;④过期妊娠;⑤孕妇骨盆解剖结构异常。

产时高危因素:①第一产程活跃期延长;②第二产程延长伴"龟缩症"(胎头娩出后胎头由前冲状态转为回缩);③使用胎头吸引器或产钳助产。

诱发因素:①孕妇肥胖;②妊娠期体重增加过多;②骨盆狭窄;③多胎等。

2.肩难产的常见并发症有哪些?

分娩时若出现肩难产,及时正确处理后多数可以安全分娩。并发症方面,产妇以产后出血和严重阴道裂伤最常见,新生儿以臂丛神经损伤最常见。其他并发症还有子宫破裂、新生儿骨折、新生儿窒息、新生儿颅内出血等。

任务三 臀位助产术

【案例】

孕妇××,26岁,G_1P_0,停经37^{+1}周,宫高31 cm,腹围95 cm,有规律宫缩,胎心音148次/min,宫口开大8 cm,单足脱出于阴道口外,胎膜已破,未触及脐带,急入产房。

问题:

考虑该孕妇出现了什么情况?应如何处理?

【实训目的】

掌握臀位助产手法,使胎儿顺利通过母亲产道,减少母婴损伤。

【操作流程】

臀位助产术操作流程见表3-15。

表3-15 臀位助产术操作流程

项目	操作步骤	要点说明
评估	评估孕妇年龄、孕产史、精神状态、臀位类型、先露位置、宫口大小、会阴部皮肤情况和配合程度	◆明确臀位类型、先露位置、宫口大小、会阴部皮肤情况
准备	1.操作者:由有经验的产科医生或助产士进行操作。戴口罩帽子,外科洗手,戴无菌手套	◆严格执行查对制度
	2.用物同"正常产分娩"	
	3.孕妇取得知情同意。取膀胱截石位,消毒外阴,导尿排空膀胱	
	4.环境:环境舒适,温湿度适宜	◆调整室温达25~28 ℃,注意保护产妇隐私

续表 3-15

项目	操作步骤	要点说明
实施	1. 核对、解释：核对产妇，解释操作的目的及配合要点	◆安抚产妇，消除紧张情绪
	2. 术前准备 (1) 取膀胱截石位，外阴消毒、导尿 (2) 建立静脉通道，观察宫缩情况 (3) 实施胎心监护 (4) 做好新生儿抢救准备 (5) 阴道检查，了解宫颈口是否开全、臀位类型、胎方位、有无脐带脱垂、骨软产道是否存在异常 (6) 堵臀：胎足、膝露于阴道口时开始，用一无菌巾盖住阴道口，向骨盆轴方向堵住（图3-24），直至宫口开全（阴道口可见到胎儿的臀部、外生殖器和肛门）	◆通知产科、儿科医生到场 ◆由助手协助上台保护会阴 ◆软产道充分扩张，为胎儿顺利娩出创造条件 ◆着力点在会阴体部 ◆宫缩时抵住，间歇期略放松，防止长时间压迫引起会阴水肿
	3. 阴部神经阻滞麻醉，行会阴侧切术	
	4. 臀位助产：宫缩时，协助胎臀自然娩出至脐部（图3-25、图3-26） 娩肩方法如下。 (1) 旋转胎体法：以消毒巾包裹胎儿臀部，双手紧握胎儿用消毒巾包裹胎体，将双手拇指放于胎儿背部髂骨缘上，另4指在腹侧（不可挤压腹部）将胎体按逆时针方向旋转，同时稍向下牵拉，前肩及前臂娩出；再将胎体顺时针方向旋转，后肩及后臂娩出 (2) 上肢滑脱法：右手握住胎儿双足，向前上方提，使后肩显露于会阴；左手示、中指伸入阴道，由胎后肩沿上臂至肘关节处，协助后肩及肘关节沿胸前滑出阴道；将胎体放低，前肩由耻骨弓自然娩出	◆用于完全或不完全臀先露，重点在于以适度的力量阻止胎臀娩出阴道，使宫缩反射性增强，迫使胎臀下降 ◆在完全臀位下降时注意不要让一侧或双侧足先娩出 ◆脐部娩出后8 min内娩出胎头

续表 3-15

项目	操作步骤	要点说明
实施	5. 娩头 (1) 胎肩娩出后,将胎背转至前方,使胎儿矢状缝与骨盆出口前后径一致 (2) 让胎体骑跨在助产者的左前臂上,同时助产者左手中指伸入胎儿口中,示指及无名指扶于两侧上颌骨 (3) 术者右手中指压低胎头枕部使其俯屈,示指及无名指置于胎儿两侧锁骨上,先向下牵拉,同时助手在产妇下腹正中施适当压力,使胎头保持俯屈 (4) 胎头枕部抵于耻骨弓时,逐渐将胎体上举,以枕部为支点,娩出胎头,记时 (5) 脐部娩出后 2~3 min 娩出胎头,最长不超过 8 min	
	6. 断脐,同正常分娩助产	◆新生儿交由台下护理
	7. 协助胎盘娩出,同正常分娩助产	
	8. 检查胎盘,同正常分娩助产	
	9. 常规检查软产道排除宫颈裂伤,进行必要的缝合。缝合完毕常规肛门指检	
	10. 整理用物,洗手,记录	◆详细记录操作步骤
评价	1. 能够正确判断胎方位及宫口大小	
	2. 操作熟练规范,程序正确	◆严格无菌操作
	3. 接产及急救用物准备齐全	
	4. 操作中体现人文关怀,护患沟通良好	

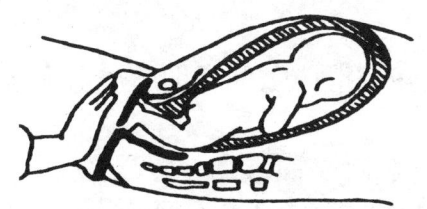

(1) 胎臀尚未下降,胎足露于外阴

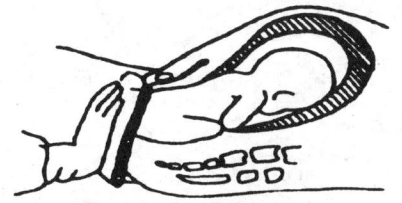

(2) 胎臀已下降或为完全臀位

图 3-24 压迫法

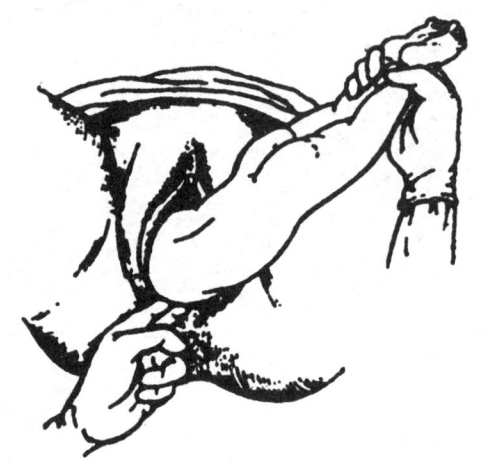
图 3-25 握持胎足的方法

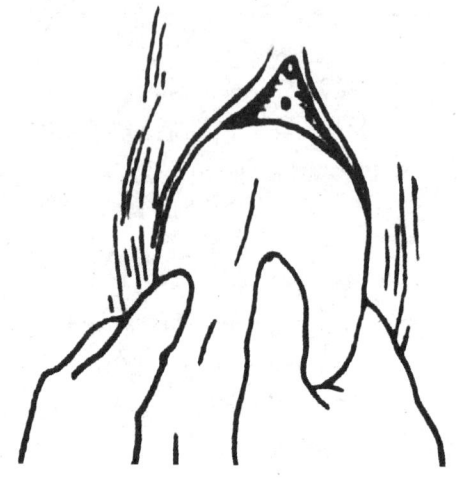
图 3-26 扶臀、旋转

【注意事项】

1. 产程中应尽量保持胎膜完整,除非在胎儿即将娩出时,一般不做人工破膜。出现胎膜破裂时应及时听胎心并做阴道检查以了解有无脐带脱垂。

2. 术前排空膀胱。排除头盆不称,确认宫口开全。

3. 单臀位助产只能用扶持法,不能用压迫法。

4. 要求有足够的产力,臀位易发生宫缩乏力,尤其是单臀位,可酌情加催产素静脉滴注。

5. 压迫法必须充分,但不可过分压迫,臀部抵达阴道口时可行麻醉和会阴侧切。

6. 娩头时应按分娩机转进行,不可暴力牵拉,必要时用后出头产钳术。

7. 牵引过快可造成胎臂上举,用旋转与滑脱法配合助胎肩及上肢娩出。

8. 自脐部娩出至胎头娩出时间不可超过 8 min。

9. 有脐带脱垂、胎心尚好而无立即从阴道助产的条件时,应立即行剖宫产术。

10. 产后检查软产道,如有宫颈、阴道裂伤应即刻缝合。

11. 检查新生儿有无颅脑、肩及臂丛神经损伤和软产道损伤。

【相关知识链接】

1. 臀位阴道分娩适应证有哪些?
(1) 骨盆无明显异常。
(2) 估计胎儿体重≤3 500 g。
(3) 单臀或完全臀(除外足先露)。
(4) 胎头无仰伸(望星空位)。
(5) 双胎分娩之第二胎者。

2. 臀位分娩方式有哪几种?
臀位分娩按需要帮助的程度分3种类型。
(1) 自然分娩:指整个分娩过程靠产力自然完成,未予任何助产者。
(2) 臀位助产术:指部分肢体自然娩出,而胎儿头部,或胎头和上肢,或胎头、上肢及部分躯干辅以牵引娩出者。
(3) 臀位牵引术:胎儿分娩全部过程靠牵引完成,亦称完全牵引术,临床一般不做完全牵引,仅在横位内倒转后,或在宫口开全或近开全之际,母儿出现紧急情况时施行。

3. 臀先露对母儿有哪些影响?
对母亲:胎膜早破、宫缩乏力、产后出血、产后感染、软产道损伤。
对胎儿或新生儿:胎膜早破-脐带脱垂、胎儿窘迫(10倍)、早产、低体重儿、新生儿窒息、产伤(颅内出血、臂丛神经麻痹、胸锁乳突肌血肿)及死产。

模块四 产后技术

实训一　子宫复旧评估

【案例】

产妇张××,31岁,G_2P_1,剖宫产16 d后回院复查。产妇自诉有淡红色恶露,腰部酸痛、腹部坠痛。

问题:

1. 产妇可能出现了什么问题?
2. 如何评估产妇的子宫复旧情况?

【实训目的】

观察子宫复旧及恶露情况,及时发现子宫复旧不良或感染。

【操作流程】

子宫复旧评估操作流程见表4-1。

表4-1　子宫复旧评估操作流程

项目	操作步骤	要点说明
评估	评估产妇分娩方式、子宫底高度、宫缩情况、合作程度,观察恶露性质、量及气味	

续表 4-1

项目	操作步骤	要点说明
准备	1. 操作者:核对、解释操作目的,着装整洁,洗手,戴口罩	◆严格执行查对制度
	2. 用物:速干手消毒液、一次性垫巾	
	3. 产妇:理解操作目的,排空膀胱、清洁会阴	
	4. 环境:清洁安静,光线充足,室温适宜	◆注重保暖,保护产妇隐私
实施	1. 核对、解释:核对产妇,解释操作的目的及注意事项	◆消除产妇紧张情绪
	2. 安置体位:协助产妇取屈膝仰卧位,松开衣裤,暴露会阴部,臀下垫一次性垫巾	
	3. 按摩子宫刺激子宫收缩,测量耻骨联合上缘距子宫底的距离(或测脐部至宫底的距离)	
	4. 手掌尺侧向下向前按压子宫底,观察宫缩情况以及恶露的量、色、气味	◆若恶露量多且颜色鲜红,应排除有无软产道裂伤及胎盘胎膜残留;若恶露有异味,可能存在感染;若阴道有组织物掉出,应保留送病理检查
	5. 倾听产妇主诉,讲解有关子宫复旧的过程(图 4-1)	
	6. 协助产妇更换会阴垫,穿好衣裤	
	7. 正确处理用物,洗手并记录	
评价	1. 操作程序正确,产妇体位选择适当	
	2. 子宫轮廓、宫底高度判断准确	
	3. 操作中体现人文关怀,护患沟通良好	

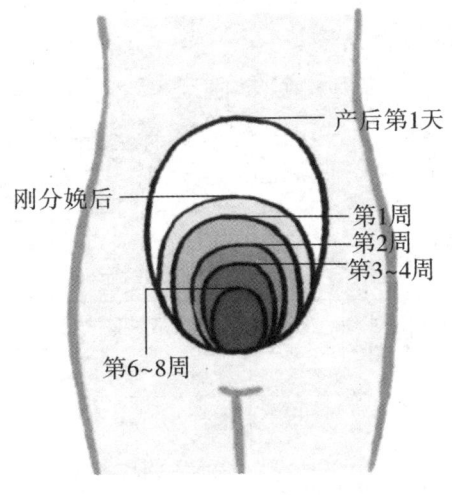

图4-1 子宫复旧过程

【注意事项】

1. 与自然分娩的产妇相比,剖宫产的产妇子宫复旧较慢。

2. 产妇产后每天应在同一时间测量子宫底高度,观察子宫复旧情况。

3. 测量耻骨联合上缘距子宫底的距离(或测脐部至宫底的距离),应记录为耻上几厘米或脐下几厘米。

【相关知识链接】

1. 子宫复旧的正常过程是怎样的?

胎盘娩出后,子宫收缩变得圆而硬,子宫底一般在脐下一横指。产后第1天因子宫颈外口升至坐骨棘水平,使子宫底稍上升平脐,以后每日下降1~2 cm,产后10 d子宫降入骨盆腔内,此时腹部检查于耻骨联合上方摸不到子宫底。

2. 什么是恶露?恶露的正常性状是怎样的?

产后随子宫蜕膜特别是胎盘附着处蜕膜的脱落,含有血液、坏死蜕膜组织等物经阴道排出,称为恶露。根据其颜色及内容物分为血性恶露、浆液性恶露和白色恶露。

正常情况下,恶露有血腥味但无臭味,持续4~6周,总量约500 mL。血性恶露约持续3 d以后转为浆液性恶露,约2周后变为白色恶露,再持续2~3周后干净(表4-2)。

表4-2 正常恶露性状

项目	血性恶露	浆液性恶露	白色恶露
持续时间	产后最初3 d	产后4~14 d	产后14 d以后
颜色	红色	淡红	白色
内容物	含大量血液、少量胎膜、坏死蜕膜组织	少量血液,较多的坏死蜕膜组织、子宫颈黏液、细菌	大量白细胞、坏死蜕膜组织、表皮组织、细菌等

实训二　产后出血处理技术

任务一　徒手按摩子宫

【案例】

孕妇××,32岁,G_1P_0,停经40周,正常分娩一体重4 100 g男活婴,胎盘娩出后阴道大量出血,色暗红,子宫软,轮廓不清。

问题:
1. 产后出血的原因是什么?
2. 徒手按摩子宫的方法有哪些?

【实训目的】

促进子宫收缩,达到止血的目的。

【操作流程】

徒手按摩子宫操作流程见表4-3。

表4-3　徒手按摩子宫操作流程

项目	操作步骤	要点说明
评估	评估孕妇年龄、孕产史、本次妊娠情况及分娩情况、诊断和配合程度	

续表 4-3

项目	操作步骤	要点说明
准备	1. 操作者:核对、解释操作目的,着装整洁,洗手,戴口罩	◆严格执行查对制度
	2. 用物:无菌手套	◆按使用先后顺序将用物摆放整齐
	3. 孕妇:理解操作目的,能够配合	
	4. 环境:清洁安静,光线充足,室温适宜	◆注意保护产妇隐私
实施	1. 核对、解释:核对患者,解释操作目的及注意事项	◆消除孕妇紧张情绪
	2. 徒手按摩子宫方法 (1)腹壁单手按摩宫底:是最常用的方法。助产者一手的拇指在子宫前方,其余四指在后方,触摸子宫底部,均匀而有节律地按摩子宫 (2)腹壁双手按摩子宫:助产者一手在产妇耻骨联合上缘按压下腹中部,将子宫向上托起,另一手握住宫体,使其高出盆腔,在子宫底部有节律地按摩,同时间断用力挤压子宫,使积存在子宫腔内的血块及时排出(图 4-2) (3)腹部-阴道双手按摩子宫:产妇取膀胱截石位,行外阴消毒后,助产者一手戴无菌手套伸入阴道,握拳置于阴道前穹隆顶住子宫前壁,另一手在腹部按压子宫后壁使宫体前屈,两手相对紧压子宫,均匀有节律地进行按摩(图 4-3)	◆操作者站在孕妇右侧
	3. 整理,清洗双手,填写检查记录	◆向孕妇说明按摩效果
评价	1. 操作程序正确,孕妇体位选择适当	
	2. 按摩手法准确	
	3. 操作中体现人文关怀,护患沟通良好	

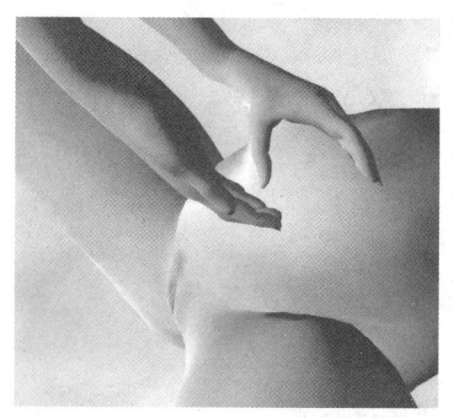 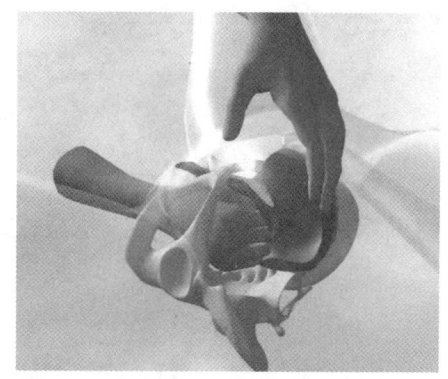

图4-2 腹壁双手按摩子宫　　　图4-3 腹部-阴道双手按摩子宫

【注意事项】

1. 按摩子宫一定要有效,评价有效的标准是子宫轮廓清楚、收缩有褶皱、阴道或子宫切口出血减少。

2. 按压时间以子宫恢复正常收缩并能保持收缩状态为止,按摩时配合使用宫缩剂。

【相关知识链接】

1. 决定子宫收缩效果的因素有哪些?

决定子宫收缩效果的因素主要有:①促使子宫收缩物质的数量和质量(如催产素、前列腺素、5-羟色胺);②宫缩的能量来源(如 ATP、肌糖原);③刺激宫缩的因素;④传导系统的结构和功能。子宫收缩乏力导致生理性结扎功能被削弱,宫腔大面积的胎盘剥离面血窦不能有效关闭,可导致产后大量出血。

2. 子宫收缩乏力性产后出血的原因有哪些?

(1) 全身性病因:①孕妇合并肝脏病、心脏病、血液病等;②产前精神过度紧张,恐惧分娩,或产时精神受刺激,交感神经功能亢进,抑制宫缩;③临产后休息不好,过度疲劳,甚至衰竭,或进食进液不足;④产程延长、滞产、难产;⑤使用镇静解痉剂(如硫酸镁、舒喘灵)过多,或麻醉过深;⑥妊娠高血压综合征。

(2)局部性原因:①子宫发育不良;②先天性子宫畸形;③瘢痕子宫;④子宫过度膨胀(如多胎妊娠、羊水过多、巨大胎儿);⑤子宫肌瘤;⑥异常妊娠(如前置胎盘、胎盘早剥);⑦宫腔感染(如绒毛膜羊膜炎);⑧卵巢肿瘤及尿潴留,阻碍子宫收缩;⑨体温38 ℃以上,可减弱子宫对催产素的敏感性,影响子宫收缩。

任务二 人工剥离胎盘术

【案例】

孕妇××,30岁,G_4P_1,停经39^{+6}周,正常分娩,胎儿娩出后30 min,检查胎盘无剥离征象,遂行人工剥离胎盘术。

问题:
1. 胎盘未剥离的原因是什么?
2. 人工剥离胎盘适应证及方法有哪些?

【实训目的】

协助娩出胎盘,避免产后出血过多。

【操作流程】

人工剥离胎盘术操作流程见表4-4。

表4-4 人工剥离胎盘术操作流程

项目	操作步骤	要点说明
评估	评估产妇精神状态、出血情况、胎盘位置、是否有局部剥离,是否存在植入,能否耐受手术	

续表4-4

项目	操作步骤	要点说明
准备	1. 药品:阿托品、哌替啶、缩宫素	◆严格执行查对制度
	2. 用物:无菌产包、注射器、无菌导尿包、无菌手套	◆按使用先后顺序将用物摆放整齐
	3. 环境:环境舒适,温湿度适宜,私密性好	◆注意保护产妇隐私
	4. 产妇:取得知情同意。消毒外阴,排空膀胱。建立静脉通道,配血备用	◆向产妇讲解胎盘滞留原因及危害,人工剥离胎盘的目的和意义
实施	1. 重新消毒外阴,更换无菌巾,术者换无菌手套及手术衣	◆消除孕妇紧张情绪
	2. 选择恰当的麻醉镇痛方式,如按医嘱肌内注射哌替啶100 mg	
	3. 徒手剥离胎盘:术者一手置于腹部,沿骨盆轴方向压宫底(图4-4),另一手手指并拢呈圆锥形,沿脐带进入宫腔,摸到胎盘并触及胎盘边缘。掌面朝向胎盘母体面,手指并拢,以尺侧缘从胎盘边缘开始缓慢将胎盘从子宫壁分离	◆操作者站在孕妇右侧。注意保暖,避免暴露过多
	4. 娩出胎盘:胎盘全部剥离后,用手牵拉脐带协助胎盘娩出,取出后立即肌内注射缩宫素10 U	◆手术过程中严格执行无菌操作
	5. 检查:检查胎盘胎膜的完整性,清点器械敷料	◆向孕妇说明结果
	6. 记录:记录胎盘剥离的方法、剥离时间及胎盘胎膜的完整性	
实施	术后观察及护理: 1. 按医嘱给予缩宫素、镇痛药和抗生素 2. 观察产妇的反应,注意有无突然剧烈腹痛。监测生命体征,观察宫缩、腹痛和阴道流血等	
评价	1. 操作程序正确,孕妇体位选择适当 2. 剥离手法正确 3. 操作中体现人文关怀,护患沟通良好	

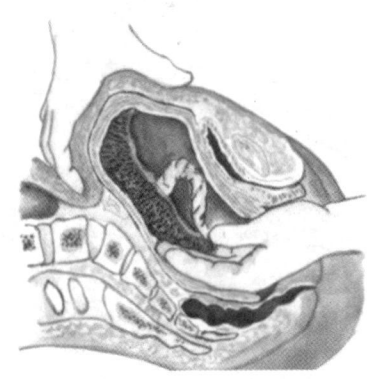

图4-4 徒手剥离胎盘

【注意事项】

1. 术前需做好大出血的应急准备,建立静脉通道和配血。

2. 术前使用镇静剂确保手术顺利进行,术中注意产妇生命体征的变化。

3. 切忌用暴力剥离或用手指抓挖子宫壁,防止子宫破裂。如发现胎盘与子宫壁之间无明显界线,可能为植入性胎盘,不可强行剥离。

【相关知识链接】

人工剥离胎盘术常见并发症有哪些?

(1)子宫出血主要发生于胎盘剥离困难或剥离不全时,影响子宫收缩而致大出血。应请有经验者迅速完成手术,清除子宫内容物,同时加强宫缩,控制出血,不能有效控制时应及时开腹处理。

(2)子宫损伤或穿孔:多发生于手术操作不当,或胎盘植入病例。子宫穿孔小,出血不多时可给予宫缩剂和抗生素应用,同时严密观察。子宫损伤重或出血不止者应开腹探查并予修复或切除。

(3)产后感染徒手剥离胎盘后应常规给予抗生素应用,并严密观察感染征象的出现。

任务三　宫腔纱布填塞术

【案例】

孕妇××,34岁,G_5P_3,停经40周,正常分娩后25 min,子宫收缩乏力,阴道出血多,经按摩子宫及宫缩剂应用后,止血效果差,遂行宫腔纱布填塞术。

问题:

宫腔填塞纱布术的方法有哪些？填塞后注意事项有哪些？

【实训目的】

填塞刺激子宫体感受器,通过中枢反射性引起子宫收缩;填塞后整个宫腔被充分扩张,宫腔内压力高于动脉压,使动脉出血停止或减少;同时纱布也可压迫胎盘剥离面,起到止血作用。

【操作流程】

宫腔纱布填塞术见表4-5。

表4-5　宫腔纱布填塞术

项目	操作步骤	要点说明
评估	评估新生儿娩出时间,产妇出血情况、精神状态、有无并发症及用药情况。检查产妇软产道是否有裂伤,宫腔是否有胎盘组织残留,消除宫腔血凝块	

续表 4-5

项目	操作步骤	要点说明
准备	1. 环境：舒适，温湿度适宜	◆ 严格执行查对制度
	2. 用物：无菌不脱脂棉纱布条（高压灭菌备用，宽 6~8 cm，长 1.5~2 m，4~6 层）、无菌手套及手术衣、卵圆钳、镇静剂	◆ 按使用先后顺序将用物摆放整齐
	3. 操作者：洗手，更换手术衣及无菌手套	
	4. 产妇：取得知情同意。取截石位，消毒外阴，留置尿管，排空膀胱	◆ 注重保护孕妇隐私
实施	1. 核对患者，解释操作目的及注意事项	◆ 消除孕妇紧张情绪
	2. 助手从腹壁固定宫底，并向下施压，术者左手伸入宫腔做引导，右手持卵圆钳夹纱布条的一端送入宫腔，从宫底开始自一侧填向另一侧，即"之"字形有序填塞，逐步向外均匀填满整个宫腔，务必填紧，不留空隙（图 4-5）。当子宫上段填满后助手固定子宫，操作者左手均匀用力向内压紧填塞的纱条，但不可用力过猛，宫腔填满后，再以同法继续塞紧子宫下段及阴道	
	3. 术后观察及护理 （1）观察宫缩情况：填塞完纱布条后，注射子宫收缩剂。如仍有子宫收缩不良，可持续按摩子宫 （2）观察子宫出血情况：宫腔填塞纱布后应密切观察产妇的一般情况及生命体征，注意宫底高度、子宫大小的变化和阴道流血的情况，警惕因填塞不紧或仅填塞于子宫下段，造成宫腔内继续出血，但阴道未见出血的假象。需根据阴道出血量，宫底高度改变、低血容量表现等综合分析，必要时行超声检查宫腔内是否有隐匿性出血。一旦确定出血继续存在，需要再次填塞或进行其他处理产后出血的措施 （3）取出纱布：一般术后 24 h 缓慢取出纱布，取出前要备血，取出时应用宫缩剂，建立静脉通道，操作时一定要缓慢，勿粗暴，宫腔纱条必要时可送细菌培养 （4）记录：操作的过程、用药情况、宫缩情况、出血量及操作效果等	

续表 4-5

项目	操作步骤	要点说明
评价	1. 操作程序正确,孕妇体位选择适当	
	2. 填塞方法正确	
	3. 严格无菌操作	
	4. 操作中体现人文关怀,护患沟通良好	

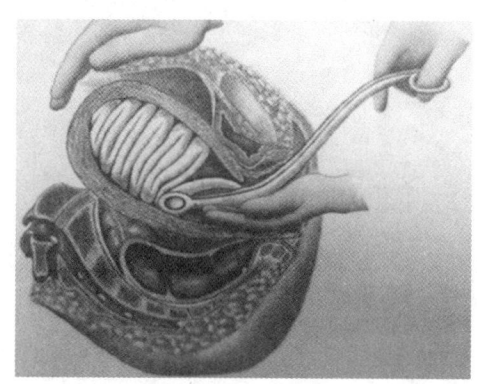

图 4-5　宫腔填塞纱布

【注意事项】

1. 操作中应当谨慎,警惕发生子宫破裂。

2. 操作时要严格遵守无菌操作原则,给予足量的抗生素预防感染。

3. 由于纱布有很强的吸血作用可能发生隐匿性积血,因此纱条填塞速度要快,而且务必使整个子宫腔和阴道填满纱条,填塞应紧密而均匀,不留空隙,才能达到有效止血的目的。

4. 子宫腔纱条填塞术是控制子宫收缩乏力性出血的方法之一,一旦确诊为宫缩乏力性产后出血,出血在 800~1 000 mL,就应当做宫腔填塞。同时应立即输液,准备输血,采取各种措施积极处理。

5. 需要注意休克时填塞易加重病情。

【相关知识链接】

什么是宫内球囊填塞?

随着新材料(包括乳胶、硅胶球囊)的引入,介入技术的发展,B超监测水平的提高以及高效抗生素的广泛应用,球囊填塞在国内外得到了广泛的应用并取得了良好的效果。目前,在临床上使用的球囊主要有 Bakri 球囊子宫填塞球囊导管、Foley 导管、三腔二囊管、Rusch 球囊、避孕套导管及自制水囊导管等。球囊进入宫腔的途径包括经阴道填塞及剖宫产术中经宫腔直视下填塞两种方式。

相对于纱布填塞,由于球囊膨胀后的液体静水压具有可塑性,球囊形状可以随宫腔的形状改变,更贴合子宫的内腔,可充分填塞子宫从而压迫全部内壁达到暂时性止血;另一方面,球囊具有的弹性又不影响子宫的正常收缩,避免了填塞过紧引起的子宫收缩障碍。

实训三 产后会阴湿热敷

【案例】

产妇××,31岁,妊娠40周,G_1P_1,分娩过程中有侧切。侧切术2 d后伤口红肿,遵医嘱给予会阴湿热敷。

产后会阴湿热敷

问题:
1. 应如何为产妇实施会阴湿热敷?
2. 湿热敷常用的溶液有哪些?

【实训目的】

1. 促进会阴部血液循环,帮助组织再生、抗炎、止痛。
2. 使血肿局限,促进外阴伤口的愈合。

【操作流程】

产后会阴湿热敷操作流程见表4-6。

表4-6 产后会阴湿热敷操作流程

项目	操作步骤	要点说明
评估	评估产妇病史、合作程度、会阴水肿情况、伤口情况	

续表 4-6

项目	操作步骤	要点说明
准备	1. 操作者：核对、解释操作目的，着装整洁，洗手、戴口罩	◆严格执行查对制度
	2. 用物：速干手消毒液、一次性会阴护理包（弯盘2个、镊子2把）、凡士林、纱布、棉签、一次性垫巾、湿热敷溶液（50%硫酸镁或95%酒精）、热水袋、温度计	◆按使用先后顺序将用物摆放整齐
	3. 产妇：理解操作目的，排空膀胱，清洁会阴	
	4. 环境：清洁安静，光线充足，室温适宜	◆注重保护产妇隐私
实施	1. 核对、解释：核对患者，解释操作目的及注意事项	◆消除产妇紧张情绪
	2. 安置体位：协助产妇取屈膝仰卧位，松开衣裤，暴露会阴部，臀下垫一次性垫巾	
	3. 涂抹凡士林：用无菌棉签将凡士林均匀涂抹于湿热敷部位，取干纱布进行覆盖	◆保护皮肤
	4. 放置敷料：打开一次性会阴护理包，取出弯盘和镊子。将加热的50%硫酸镁溶液倒入弯盘，用镊子取出纱布放入弯盘内浸透，用镊子将纱布拧至不滴水，将纱布置于水肿部位	◆操作者站在产妇右侧，注意保暖，避免暴露过多 ◆热敷溶液温度为41~48 ℃
	5. 放置热源：纱布外可置热水袋进行保温，或用红外线灯进行照射，延长敷料更换时间	◆热水袋温度为60~70 ℃ ◆每次湿热敷15~30 min
	6. 观察	◆过程中随时评价湿热敷效果
	7. 湿热敷完毕：移去敷料，观察湿热敷部位的皮肤，用纱布将凡士林擦拭干净，协助患者取舒适卧位	
	8. 正确处理用物，洗手并记录	
评价	1. 操作程序正确，产妇体位选择适当	
	2. 湿热敷操作方法及溶液选择准确	
	3. 操作中体现人文关怀，护患沟通良好	

【注意事项】

1. 会阴湿热敷应在会阴擦洗、外阴伤口清洁后进行。

2. 湿热敷覆盖的面积应为伤口面积的2倍,50%硫酸镁溶液的温度一般为41~48 ℃。

3. 对休克、昏迷及术后感觉迟钝的产妇应特别注意热源的温度,防止烫伤。

【相关知识链接】

会阴侧切的适应证有哪些?

(1)初产妇头位分娩时会阴较紧、会阴体长、组织硬韧或发育不良、炎症、水肿或遇急产时会阴未能充分扩张,估计胎头娩出时将发生Ⅱ度以上裂伤者。

(2)各种原因(胎儿较大,胎头位置不正)等所致头盆不称。

(3)经产妇曾做会阴切开缝合,或修补后瘢痕大,影响会阴扩展者。

(4)产钳助产,胎头吸引器助产或初产臀位经阴道分娩者。

(5)早产、胎儿宫内发育迟缓或胎儿宫内窘迫(胎心异常、羊水混浊)需减轻胎头受压并尽早娩出者。

(6)35岁以上高龄产妇,或产妇合并心脏病、高血压等疾病需缩短第二产程者。

实训四　会阴红外线照射

【案例】

产妇××,26岁,G_1P_1,停经40周,在会阴侧切下娩一女活婴,体重4 000 g。现产后第3天,产妇主诉会阴切口疼痛,查体:会阴侧切伤口轻微红肿,无脓性分泌物,血性恶露。T 37.2 ℃,P 88 次/min,BP 110/70 mmHg。为促进该产妇会阴伤口愈合,遵医嘱给予会阴红外线照射。

问题:
1. 如何给产妇实施会阴红外线照射?
2. 照射过程中需要注意什么?

【实训目的】

1. 利用红外线的热作用,使局部血管扩张、血液循环加快,加速炎性产物和血块的吸收及消散,具有局部抗感染、消肿的作用。常用于会阴水肿、陈旧性血肿、伤口硬结及早期感染的产妇。
2. 红外线热作用还可降低神经末梢的兴奋性,减轻局部疼痛。

【操作流程】

会阴红外线照射操作流程见表4-7。

表4-7　会阴红外线照射操作流程

项目	操作步骤	要点说明
评估	评估产妇有无会阴肿胀、疼痛及行走困难等症状；检查会阴有无水肿、血肿，会阴伤口有无硬结及早期感染等征象	
准备	1. 操作者：着装整洁，洗手，戴口罩	◆严格执行查对制度
	2. 用物：红外线烤灯、一次性垫巾、腿套、屏风	◆按使用先后顺序将用物摆放整齐
	3. 产妇：理解操作目的，排空膀胱	
	4. 环境：清洁安静，光线充足，温湿度适宜，屏风遮挡	◆注意保护产妇隐私
实施	1. 核对、解释：携用物至床旁，核对患者，解释操作目的及注意事项	◆消除产妇紧张情绪
	2. 安置体位：产妇排空膀胱取屈膝仰卧位，暴露外阴，臀下垫一次性会阴垫，为产妇套上腿套，注意保暖	
	3. 调节照射距离：将灯头移至距离会阴部30~50 cm处，打开开关，根据产妇感觉再次调节灯距	◆调好灯距后嘱产妇不要随意移动身体，以免发生烫伤
	4. 照射：每次照射时间为20~30 min，每日照射2次	◆照射过程中加强巡视，为产妇提供必要的生活护理
	5. 操作后处理：照射完毕后，撤去用物，协助产妇更换新的会阴垫，整理床单位，清洁双手，协助产妇取舒适卧位	◆向产妇说明照射情况，交代注意事项
评价	1. 操作程序正确，孕妇体位选择适当	
	2. 照射距离及时间正确	
	3. 操作中体现人文关怀，护患沟通良好	

会阴红外线照射

【注意事项】

1. 照射治疗前，向产妇讲明注意事项，嘱产妇不要随意移动身体，以免发生烫伤。

2. 照射过程中应加强巡视,注意产妇有无头晕、心悸等现象,会阴局部皮肤有无发红、水疱、灼痛等异常现象,必要时停止照射。

3. 严格掌握照射距离及照射时间,照射距离为 30~50 cm,每次照射时间为 20~30 min,每日照射 2 次。

4. 随时评价会阴红外线照射的效果,并为产妇提供适当的生活护理。

【相关知识链接】

红外线的治疗作用有哪些?

红外线治疗作用的基础是温热效应。在红外线照射下,组织温度升高,毛细血管扩张,血流加快,物质代谢增强,组织细胞活力及再生能力提高。红外线治疗慢性炎症时,改善血液循环,增加细胞的吞噬功能,消除肿胀,促进炎症消散。红外线可降低神经系统的兴奋性,有镇痛、解除横纹肌和平滑肌痉挛以及促进神经功能恢复等作用。在治疗慢性感染性伤口和慢性溃疡时,改善组织营养,消除肉芽水肿,促进肉芽生长,加快伤口愈合。红外线照射有减少烧伤创面渗出的作用,还经常用于治疗扭挫伤,促进组织肿胀和血肿消散以及减轻术后粘连,促进瘢痕软化,减轻瘢痕挛缩等。

实训五 产后运动

【案例】

产妇××,29 岁,G_1P_1,孕 39 周,经阴道分娩一男婴。产后第 2 天,各项生命体征正常,无其他不适,主动要求做产后运动。

产后运动

问题:
1. 经阴道分娩的产妇何时可以开始做产后运动?
2. 产妇运动过程中需要注意什么?

【实训目的】

1. 促进产妇腹壁和盆底肌肉张力的恢复,避免腹壁皮肤过度松弛,预防尿失禁、膀胱、直肠膨出及子宫脱垂。
2. 促进产妇积极参与自我护理,增强对未来生活及新角色功能的自信心。

【操作流程】

产后运动操作流程见表 4-8。

表 4-8 产后运动操作流程

项目	操作步骤	要点说明
评估	评估产妇的生命体征、分娩方式及子宫复旧、产妇及家属对产后运动的认知程度等情况	

续表 4-8

项目	操作步骤	要点说明
准备	1. 操作者:仪表端庄,服装宽松,修剪指甲,清洁双手,熟悉产后运动的每个动作	
	2. 用物:清洁毛巾 2 个,瑜伽垫 2 个	
	3. 产妇:理解操作目的、内容与注意事项,排空膀胱,服装宽松	
	4. 环境:清洁安静,空间宽敞,空气新鲜,光线适宜,温湿度适宜,播放轻柔舒缓的音乐	◆让产妇感觉舒适、心情放松
实施	1. 核对、解释:核对产妇,解释操作的目的及注意事项	◆消除产妇紧张情绪
	2. 操作者和产妇同时仰卧于垫子上,操作者边示范边讲解动作要领	
	3. 第 1 节:仰卧,深吸气,收腹部,呼气(图 4-6)	
	4. 第 2 节:仰卧,两臂伸直放于身旁,进行缩肛与放松动作	
	5. 第 3 节:仰卧,两臂伸直放于身旁,双腿轮流上举和并举,与身体呈直角	
	6. 第 4 节:仰卧,双上肢置于身体两侧,髋与腿放松,双腿分开稍微屈曲,尽力抬高臀部及背部	
	7. 第 5 节:仰卧起坐	◆产后 14 d 开始
	8. 第 6 节:跪姿,双膝分开,肩肘垂直,双手平放于垫子上,腰部进行左右旋转动作	
	9. 第 7 节:跪姿,全身运动,双臂支撑在垫子上,左右腿交替向背后高举	
	10. 运动后处理:询问产妇有无不适感觉,嘱其适量休息,饮适量温开水;检查产妇是否掌握动作要领;交代注意事项	
	11. 整理用物,清洁双手,记录	
评价	1. 运动时每节动作要领操作正确	
	2. 运动中体现人文关怀	

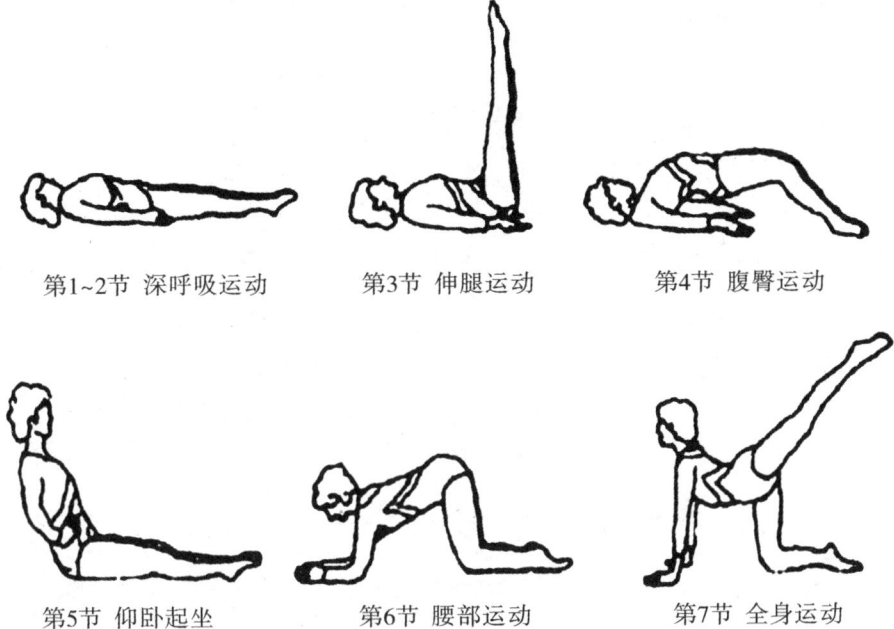

图 4-6　产后运动

【注意事项】

1. 产后运动一般在产后第 2 天（经阴道分娩者）开始，每 1~2 d 增加 1 节，每节做 8~16 次，出院后继续做运动操直至产后 6 周。
2. 6 周后应选择新的锻炼方式坚持锻炼。
3. 运动量应该根据产妇的情况，由小到大、由弱到强、循序渐进地练习。
4. 产后不宜过早做重体力劳动，以免造成阴道壁膨出或子宫脱垂。

【相关知识链接】

产后运动有哪些好处？
(1) 促进机体较快恢复生理功能。

(2)增强食欲,促进体力恢复。

(3)帮助恶露排出,促进子宫恢复。

(4)促进膀胱功能恢复。

(5)防止便秘。

实训六　母乳喂养指导及乳房护理

【案例】

产妇××,28岁,初产妇。自然分娩后24 h,乳房有少量乳汁分泌。

问题:

1.如何指导产妇进行正确的母乳喂养?

2.产后7 d,产妇乳汁充沛、乳房肿胀,如何指导产妇进行乳房按摩?

母乳喂养指导

【实训目的】

1.指导产妇采用正确的姿势进行母乳喂养,保证小儿的营养供给,减少产妇不适感。

2.保持产妇正常泌乳,减轻乳房肿胀,防止乳汁淤积,保持乳腺管通畅。

【操作流程】

母乳喂养指导及乳房护理操作流程见表4-9。

表4-9　母乳喂养指导及乳房护理操作流程

项目	操作步骤	要点说明
评估	评估小儿一般情况、口腔黏膜情况、营养状况、配合程度；向产妇解释母乳喂养方法及配合要点等	◆对产妇进行解释、示范,并嘱其清洁双手
准备	1. 操作者着装整洁,洗手,戴口罩	◆按照无菌操作准备
	2. 用物:小毛巾、若干枕头、约2 000 mL温水	◆水温约50 ℃
	3. 患者:卧位舒适,家长掌握母乳喂养姿势	
	4. 环境:清洁安静、安全温暖、光线适宜	
实施	1. 核对:核对床号、姓名	
	2. 体位:使用枕头帮乳母采取舒适体位	◆注意保护产妇隐私
	3. 母乳喂养指导 (1) 清洁:用小毛巾对双侧乳房进行擦拭 (2) 姿势:协助乳母正确环抱小儿(图4-7~图4-10) (3) 喂乳:乳母一手呈"C"字形托起乳房 (4) 衔接:小儿张开口呈鱼唇型,指导乳母将乳头和大部分乳晕放于小儿口中 (5) 两侧乳房按顺序吸空一侧后更换另一侧 (6) 拍背:用小毛巾一角轻擦患儿口角旁乳汁,将小儿抱起伏于肩上,轻拍后背,使咽下的空气排出,取右侧卧位 (7) 擦拭乳房:喂乳结束后,用小毛巾再次清洁乳房 (8) 洗手、记录	◆按无菌操作原则执行 ◆小儿头、颈、背部在一条水平线,小儿下巴紧贴乳房 ◆防止呛咳 ◆拍背时应由下向上

续表 4-9

项目	操作步骤	要点说明
实施	6. 乳房护理 (1) 热敷:指导产妇将双手洗净,先用温水清洁乳房,再用热毛巾热敷一侧乳房 4~5 min (2) 托起:去掉毛巾后左手拇指与其余四指分开,在乳房下端将乳房托起 (3) 按摩:右手小鱼际按顺时针方向螺旋式按摩乳房,逐渐按摩各部位直到乳房变软,一侧结束后相同方法按摩对侧 (4) 晃动:双手拇指与其余四指分开,尺侧贴近产妇,分别托住两个乳房左右轻轻晃动 4~5次 7. 洗手、记录	
评价	1. 用物准备合理、齐全	
	2. 操作过程轻柔、熟练流程	◆喂乳过程小儿未发生呛咳,喂乳后保持安静 ◆按摩过程力量适中,没有引起皮肤擦伤
	3. 操作中体现人文关怀,沟通亲切、自然、有效,注重健康教育	

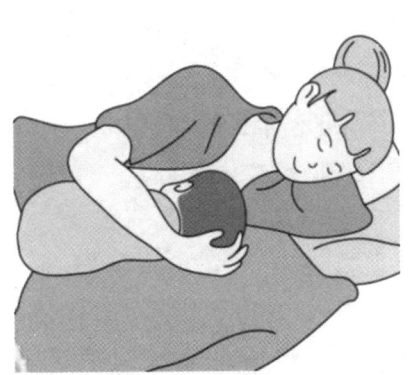

图 4-7 侧躺式

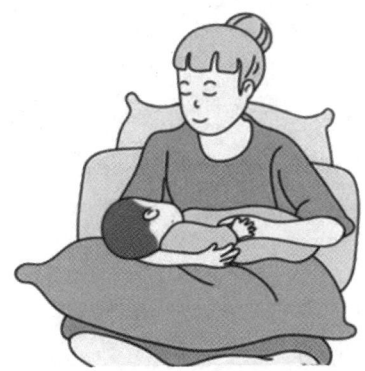

图 4-8 摇篮式

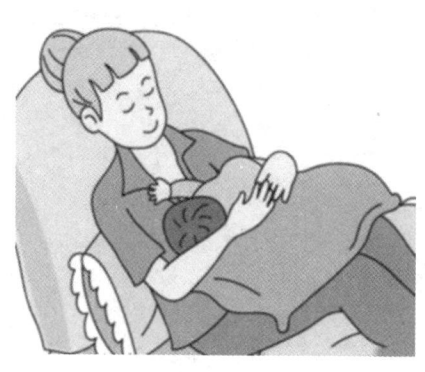
图4-9 斜倚式

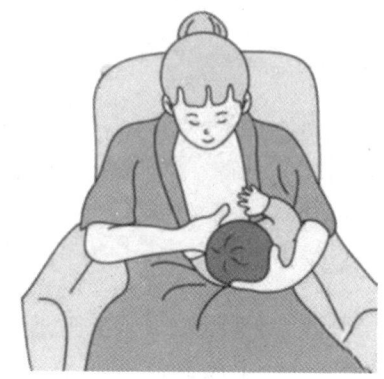
图4-10 橄榄球式

【注意事项】

1. 喂乳前最好湿敷乳头3~5 min,同时按摩乳房。

2. 如果发生乳头皲裂,先从损伤轻的一侧乳房开始哺乳,缩短每次哺乳时间,增加哺乳次数。皲裂严重者应暂停哺乳。

3. 哺乳后,可在乳头上涂抹少量乳汁,对乳头起到保护作用。

4. 操作不应引起疼痛,否则说明操作方法不正确。不要挤压乳头,以免引起擦伤和淤伤;不要牵拉乳头和乳房,以免损伤乳房组织;不要用双手在整个乳房上滑动推挤,以免造成皮肤擦伤。

5. 乳房按摩后,可指导产妇用手挤奶或用吸奶器吸奶,排空乳房。

【相关知识链接】

WHO促进母乳喂养成功的10条标准是什么?

(1)有书面的母乳喂养规定,并传达到全体卫生人员。

(2)对全体卫生人员进行必要的技术培训,使其能实施有关规定。

(3)把有关母乳喂养的好处及处理方法告诉所有的孕妇。

(4)帮助母亲在产后半小时内开奶。

(5)指导母亲如何喂奶,以及在需要与新生儿分开的情况下如何保持泌乳。

(6)除母乳外,禁止给新生儿吃任何食物或饮料,除非有医学指征。

(7) 实行24 h母婴同室。

(8) 鼓励按需哺乳。

(9) 不要给母乳喂养的新生儿吸人工乳头,或使用乳头做安慰物。

(10) 促进母乳喂养支持组织的建立,并将出院的母亲转给这些组织。

模块五 新生儿护理技术

实训一　新生儿足底采血术

【案例】

新生儿××,男,足月顺产,生后 4 d。医嘱:足底采血新生儿疾病筛查。

问题:

1. 如何进行新生儿疾病筛查?
2. 足底采血时应注意什么?

【实训目的】

1. 针对苯丙酮尿症和先天性甲状腺功能低下症进行新生儿疾病筛查。
2. 减少出生缺陷的发生,提高人口素质。

【操作流程】

新生儿足底采血术操作流程见表 5-1。

表 5-1　新生儿足底采血术操作流程

项目	操作步骤	要点说明
评估	评估婴儿足底皮肤情况	

续表 5-1

新生儿足底采血术

项目	操作步骤	要点说明
准备	1.操作者着装整洁,修剪指甲,洗手,戴口罩,戴手套	
	2.用物:治疗盘、75%酒精、棉签、无菌棉球、一次性无菌注射针(5.5号)、标本卡片(图5-1)	◆标本卡片上的各项内容必须完整、清晰准确地填写,以便能正确判断实验结果,及时召回可疑阳性病例 ◆避免用手及其他物质(如水、奶制品、酒精、抗生素、手套滑粉、擦手油等)接触标本卡上滴血滤纸部位
	3.新生儿:出生72 h后,7 d之内,并充分哺乳,足部温暖,家长配合	◆对于各种原因(早产儿、低体重儿、提前出院者等)没有采血者,最迟不宜超过出生后20 d ◆建议用温热的湿毛巾(不超过42 ℃)热敷足跟
	4.环境:光线充足,适宜的通风系统,环境温暖	
实施	1.核对:新生儿床号、姓名、性别、日龄	◆严格执行查对制度
	2.体位:取头高足低位,向家长解释并嘱其配合固定新生儿	
	3.按摩或热敷新生儿足跟,并用75%酒精消毒足跟皮肤	
	4.采血者左手轻持新生儿的足部,选择穿刺部位(图5-2),绷紧采血部位皮肤,右手持针穿刺	◆刺入深度约2 mm,早产儿适当浅些
	5.大拇指和示指轻微挤压穿刺点周围使血液自行流出,用无菌棉球弃去第一滴血	◆避免所含的组织液与血液混合而造成血样稀释
	6.再次挤压、放松、再挤压,以形成较大的血滴,或间歇性地从腿部施加压力向下行至足跟,以形成较大的血滴	

续表 5-1

项目	操作步骤	要点说明
实施	7.将滤纸片接触血滴,切勿触及足跟皮肤,使血自然渗透至滤纸背面,至少采集 3 个血斑(图 5-3)	◆血液从滤纸的一面由中心向四周一次性滴入圆圈,并浸透至滤纸反面,确保滤纸正、反两面均匀渗透,不允许在滤纸两面分别滴血 ◆每个血斑的直径不小于 8 mm
	8.将新生儿足部抬高,高于身体水平,手持消毒干棉球轻压采血部位,直到流血被止住	◆不建议使用胶带
	9.将血片置于清洁空气中,避免阳光直射,自然晾干呈深褐色,并登记造册	◆勿将血样放在通风口或其他移动空气源前面
	10.如不能当日递送,应将标本存放于 2~8 ℃冰箱中,5 个工作日内需递送至新生儿疾病筛查检测机构	◆一般室温 2~3 h 后,血斑从鲜红色转为褐色,血样标本干燥后即可递送
评价	1.操作流程熟练、敏捷	
	2.物品准备齐全、有序	
	3.操作中体现人文关怀,沟通亲切、自然、有效,注重健康教育	

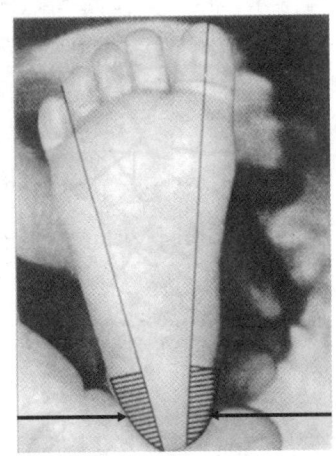

图 5-1　标本卡　　　图 5-2　足底穿刺部位

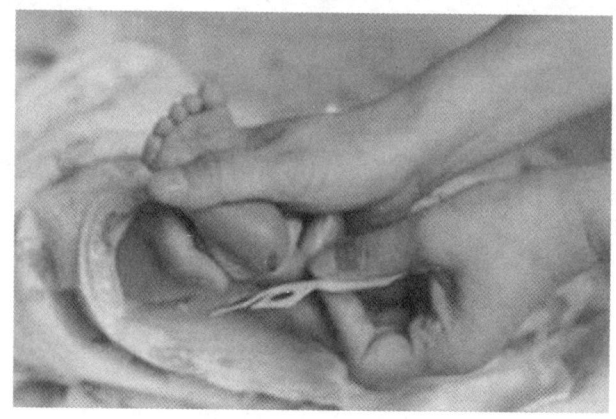

图 5-3 标本卡收集血液

【注意事项】

1. 采血滤纸应与试剂盒标准、质控血片用滤纸一致。

2. 采血针必须 1 人 1 针。

3. 避免用手或其他物体接触血滴部位；避免滤纸表面被抓搓，使血液注入不均匀或不整齐。

4. 合格滤纸干血片应为：①每个血斑直径大于 8 mm；②血滴自然渗透，滤纸正反面血斑一致；③血斑无污染。

5. 如果形成的血斑太小，不要重复滴血于同一个血斑上，应该滴入另一个圆圈之中，或者重新选择针刺部位，再次采血。

6. 在 15~22 ℃ 空气中晾干滤纸（不少于 3 h），放入塑料袋置 2~8 ℃ 保存，及时送检。

7. 所有采集、处理最终形成滤纸干血片标本过程中，应将标本按照血源性传染病标本对待；对特殊传染病标本，如艾滋病等应当做标识并单独包装（生物安全标识包装），以提醒后续递送和实验人员做好安全防护。

【相关知识链接】

1. 什么是新生儿疾病筛查?

新生儿疾病筛查是指通过血液检查对某些危害严重的先天性代谢病及内分泌病进行群体过筛,使患儿得以早期诊断,早期治疗,避免因脑、肝、肾等损害导致生长、智力发育障碍甚至死亡。

2. 为何采血前要热敷或按摩新生儿足跟?

(1) 婴儿足跟采集的是末梢血,看不到明显的血管,成败的关键主要取决于末梢血运。采血前最好按摩婴儿足底或用温水(38~42 ℃)浸泡或热敷足部5~10 min,使其血管扩张,以手摸足底有温暖感或足背部毛细血管充盈时采血为宜。

(2) 如果足底温度过低会导致末梢毛细血管充盈差,造成采血失败。

3. 新生儿足底采血进针深浅及穿刺针如何选择?

相关研究表明,使用5.5号无菌注射针一次采血成功率高于使用三棱针。真皮内有乳头下血管丛和真皮下部血管丛,血管较多,血流丰富,具有储血功能。使用一次性三棱针采血时针刺深度不易掌握,若过深,针头穿过真皮下部血管丛,达到皮下脂肪层,易导致采血量不足。三棱针采血时垂直进针,刺破血管点相对较小,需反复用力挤压才有足够血液流出,而5.5号无菌注射针采血时,与皮肤呈35°~40°进针,深度约2 mm,针头斜面完全刺入皮肤即可,进针深度易于掌握,进针浅且斜入皮肤,与血管接触面大,因此一针采血成功率高,标本合格率高,可提高新生儿疾病筛查的准确性,减少新生儿痛苦。

实训二 新生儿疫苗接种术

新生儿疫苗接种术

【案例】

新生儿××,女,足月顺产,3.2 kg,生后2 h。医嘱:新生儿预防接种。

问题:

1. 目前新生儿需要接种哪些疫苗?
2. 新生儿预防接种时需要注意什么?

【实训目的】

通过主动免疫,使新生儿体内产生相应抗体,预防乙肝病毒和结核分枝杆菌感染。

【操作流程】

新生儿疫苗接种术操作流程见表5-2。

表 5-2　新生儿疫苗接种术操作流程

项目	操作步骤	要点说明
评估	评估新生儿整体状况及注射部位皮肤情况	◆乙肝病毒携带者、过敏体质者、神经系统疾病者、重度营养不良者、先天性免疫功能缺陷者禁止使用乙肝疫苗 ◆患有结核病、急性传染病、湿疹、免疫缺陷病或其他皮肤疾病者禁止使用卡介苗
准备	1. 操作者着装整洁,洗手,戴口罩	◆按照无菌操作准备
	2. 用物:治疗盘、75% 酒精、棉签、1 mL 注射器、乙肝疫苗和乙肝疫苗接种登记卡、卡介苗和卡介苗接种登记卡(图5-4)	◆疫苗冷藏存放,温度为 2~8 ℃ ◆卡介苗需避光
	3. 新生儿:出生后 24 h 内	◆卡介苗接种,体重 2 500 g 以下暂缓接种,满月后再接种
	4. 环境:清洁安静、温度适宜、光线明亮	
实施	1. 核对、备药:核对新生儿、疫苗,在治疗室内按医嘱准备好疫苗	◆三查七对一观察:三查(预防接种卡与接种证,儿童健康状况和接种禁忌证,疫苗、注射器外观与批号、效期),七对(接种对象姓名,年龄,接种疫苗品名,接种疫苗规格,接种疫苗剂量,疫苗接种部位,疫苗接种途径),一观察(接种后留观 30 min)
	2. 核对、解释:再次核对新生儿、疫苗,向受种者监护人做好接种前告知	

续表 5-2

项目	操作步骤	要点说明
实施	3. 接种 ◆乙肝疫苗接种 接种部位：右上臂三角肌外侧 注射方法：肌内注射 接种剂量：5 μg 拔针后用棉签稍加按压针眼部位 ◆卡介苗接种 接种部位：左上臂三角肌外侧 注射方法：皮内注射 接种剂量：0.1 mL 拔针后勿按摩注射部位	
	4. 再次核对新生儿床号、姓名、疫苗名称、剂量	
	5. 洗手、整理用物。填写接种记录	◆详细填写新生儿首针乙肝疫苗和卡介苗接种登记卡，交代家属持登记卡到其居住地所在的基层接种单位办理预防接种卡手续
	6. 接种后观察新生儿反应(30 min)	◆对接种发生反应的，要及时上报院感染科
评价	1. 操作熟练、敏捷、准确、安全，能掌握相关理论知识	
	2. 物品准备齐全、取用方便、分类处置合理	
	3. 操作中体现人文关怀，沟通亲切、自然、有效，注重健康教育	

新生儿首针乙肝疫苗和卡介苗接种登记卡

(被接种者家长留存)

一、家庭情况
父亲姓名_____ 母亲姓名_____ 母亲HBsAg（阳性、阴性、未查）
家庭住址____县（市、区）____乡（镇、街道）____村（居委会）____组（路、弄）____号_____室 联系电话：_____
二、儿童情况
姓名_____ 性别（男、女）出生日期____年____月____日____时
体重____kg 父亲HBsAg（阳性、阴性、未查）
三、新生儿疫苗接种情况
第1针乙肝疫苗：接种日期____年____月____日____时 接种剂量____μg
疫苗生产单位_____ 疫苗批号_____ 接种者（签字）_____
卡介苗：接种日期____年____月____日____时 接种剂量____ml
疫苗生产单位_____ 疫苗批号_____ 接种者（签字）_____
接生单位（盖章）
　　　　　　　　　　　　　　　　转卡日期____年____月____日
已告知新生儿家长乙肝、卡介苗接种前询问及接种禁忌、注意事项、不良反应。
受种者（监护人）知情同意接种　　　签字_____

图5-4　疫苗接种登记卡

【注意事项】

1. 乙肝疫苗、卡介苗必须按照疫苗说明书所规定温度进行保管，有专人负责，冰箱定期测试并记录。

2. 新生儿出生后无禁忌证者24 h内接种乙肝疫苗、卡介苗。

3. 接种前必须做到核对品名、有效期限、安瓿有无破痕，一切无误后方可使用。接种活疫苗，只能用75%酒精消毒。

4. 疫苗接种实施一人一苗一注射器。接种后应密切观察30 min，防止出现异常情况，接种时发现异常应及时处理、记录并上报疾控中心。

5. 乙肝疫苗不良反应为低热或局部轻度红肿、疼痛，一般不必处理。

6. 卡介苗接种后2周左右，接种部位会出现红肿，中间逐渐软化，形成白色小脓疱，脓疱破溃后，脓汁排出，8~12周才结痂，愈合后可留有圆形瘢痕。这属于正常现象，可告知家长这些接种后反应，以免不必要的担心，洗澡时注意别碰到水，以免感染。

7.疫苗瓶开启后,应在2 h内用完,接种后剩余活疫苗应烧毁。

【相关知识链接】

1.乙肝疫苗首针接种原则是什么?

为保证新生儿第1针乙肝疫苗在出生后24 h内及时接种,按照谁接生谁接种第1针的原则,由经过卫生行政部门许可的各级各类医院、妇幼保健院(所、站)、社区卫生服务站等有接生资格的单位负责新生儿第1针乙肝疫苗的接种。

2.乙肝疫苗接种程序是什么?

(1)全程接种3针,接种时间分别为0、1、6个月,即乙肝疫苗第1针在新生儿出生后24 h内接种,第2针在第1针接种后1个月接种,第3针在第1针接种后6个月接种。

(2)如果新生儿出生后24 h内未能及时接种,仍应按照上述时间间隔要求尽早接种。如果第2针或第3针滞后于免疫程序的规定,应尽快补种。第2针和第1针间隔应≥28 d,第3针和第2针的间隔应≥60 d。

实训三 新生儿听力筛查

【案例】

新生儿××,男,足月顺产,生后 4 d。医嘱:新生儿听力筛查。
问题:
1. 如何进行新生儿听力筛查?
2. 操作时应注意什么?

【实训目的】

早期发现有听力障碍的儿童,并能给予及时干预,减少对语言发育和其他神经精神发育的影响。

【操作流程】

新生儿听力筛查操作流程见表5-3。

表5-3　新生儿听力筛查操作流程

项目	操作步骤	要点说明
评估	评估新生儿一般情况	

续表 5-3

新生儿听力筛查

项目	操作步骤	要点说明
准备	1. 操作者:着装整洁,洗手,戴口罩	
	2. 用物:筛查型耳声发射仪(图5-5)、小棉签、75%酒精、听力筛查报告单	◆筛查前先对仪器进行检查,校准,充足电,确认仪器的精确性和可靠性
	3. 新生儿:足月正常出生的新生儿在生后 3~5 d,早产儿在修正月龄 36~44 周	◆新生儿处于自然睡眠状态或哺乳后的安静状态,饥饿、哭闹、躁动均影响测试结果
	4. 环境:通风良好,环境噪音低于 45 分贝 A 声级(dBA)	
实施	1. 核对:新生儿床号、姓名、性别、日龄	◆严格查对制度
	2. 体位:平卧头侧位,检查耳朝上,也可以由家长抱在怀里进行测试	
	3. 清洁耳道:消毒小棉签清洁耳道,必要时用 75% 的酒精棉签清洁耳道	◆认真清理耳道中的积液、羊水等
	4. 放置耳塞:轻轻将耳郭向后下方牵拉,使耳道变直,将探头紧密置于外耳道外 1/3 处,其尖端小孔要正对鼓膜(图 5-6)	◆根据耳道大小选择型号合适的耳塞 ◆保持动作轻柔 ◆两耳分别测试
	5. 仪器自动测试,显示结果	◆如未通过,需重复 2~3 次测试 ◆测试结果:"pass"为通过,"refer"为参考或不通过
	6. 洗手,记录测试结果	
评价	1. 操作流程熟练、敏捷	
	2. 物品准备齐全、有序	
	3. 操作中体现人文关怀,沟通亲切、自然、有效,注重健康教育	

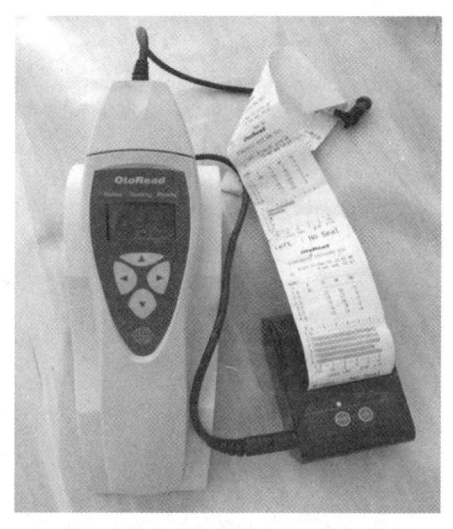

图 5-5 筛查型耳声发射仪

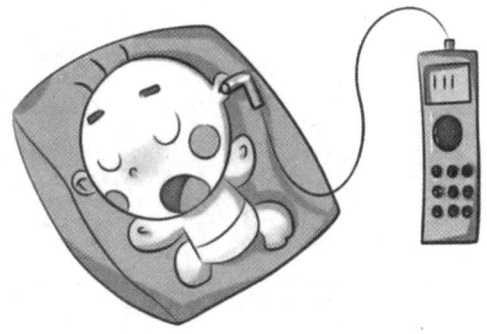

图 5-6 听力测试

【注意事项】

1. 听力筛查前进行健康教育,使家长了解听力筛查的目的、意义及无创性。

2. 遵循知情同意原则,尊重监护人个人意愿选择。

3. 预防交叉感染,检测人员手消毒。仪器探头的头部用酒精棉球擦拭消毒,耳塞一人一塞。仪器及用品定期用紫外线照射消毒。特殊感染的新生儿,如梅毒感染,待化验结果正常后再进行听力筛查。

4. 实行两阶段筛查:出院前进行初筛,未通过者于 42 d 内进行复筛,仍未通过者转听力检测中心。

5. 告知有高危因素的新生儿,即使通过筛查仍应结合行为观察法,3 年内每 6 个月随访 1 次。

【相关知识链接】

1. 影响新生儿听力的高危因素有哪些?

(1)新生儿重症监护室中住院超过 24 h。

(2)儿童期永久性听力障碍家族史。

(3)巨细胞病毒、风疹病毒、疱疹病毒、梅毒或弓形体等引起的宫内感染。

(4)颜面形态畸形,包括耳郭和耳道畸形等。

(5)出生体重低于1 500 g。

(6)高胆红素血症达到换血要求。

(7)母亲孕期曾使用过耳毒性药物。

(8)细菌性脑膜炎。

(9)Apgar评分1 min 0~4分或5 min 0~6分。

(10)机械通气时间5 d以上。

(11)临床上存在或怀疑有与听力障碍有关的综合征或遗传病。

2.听力筛查初筛不通过的常见原因有哪些?

(1)羊水仍然残留在新生儿的耳道内,阻碍了刺激声传入耳内,导致内耳没有反应。

(2)中耳积液(常见小儿中耳感染)能阻碍声音传入导致筛查不通过。

(3)检查时有环境噪声或新生儿躁动。记录的脑干诱发电位和耳声发射信号十分微弱,新生儿轻微的动作或是哭声都能阻碍探测管接收信号,因此,在检查时让新生儿保持安静十分重要。

(4)新生儿初筛没通过并不意味着永久的听力损失或者全聋。第一次和第二次筛查的间隔至少要有1周,让新生儿外耳有时间"干燥"。

实训四　新生儿沐浴

【案例】

足月新生儿,男,生后 9 d,自然分娩,出生体重 3.5 kg,Apgar 评分 9 分,无畸形,无产伤。

问题:

1. 如何实施新生儿沐浴?沐浴的目的是什么?
2. 在沐浴过程中应注意什么?

【实训目的】

1. 促进血液循环、促进生长、清洁皮肤、避免感染。
2. 活动肢体,观察全身皮肤情况。

【操作流程】

新生儿沐浴操作流程见表5-4。

表5-4 新生儿沐浴操作流程

项目	操作步骤	要点说明
评估	评估新生儿全身一般情况	有下列情况者不宜沐浴： ◆脐部有感染 ◆有窒息史，Apgar评分≤7分 ◆体弱儿，体重小于2 000 g，胎龄<37周的早产儿
准备	1.操作者着装整洁，洗手，戴口罩	
	2.用物：新生儿衣服、尿不湿、大小毛巾、婴儿浴液、消毒棉签、碘伏、护臀霜、磅秤	◆摆放整齐，便于操作 ◆水温38～40 ℃
	3.新生儿：于喂奶1 h后进行	
	4.环境：清洁安静，温度、光线适宜	◆室温控制在28 ℃左右
实施	1.核对新生儿床号、姓名、性别、日龄，向产妇或家属解释后将新生儿推到沐浴室	
	2.正确给新生儿脐部贴防水护脐贴，去除衣物，称体重并记录	
	3.洗脸：将新生儿裹于浴巾内，小毛巾浸湿后对折再对折；用4个毛巾角分别擦拭两侧眼睛→鼻孔→嘴角，而后再擦拭脸颊、额头和下巴	◆清洗眼睛宜由内向外擦拭
	4.洗头：操作者一手连托住婴儿头部颈部、背部，拇指和中指分别将新生儿耳朵反折（图5-7），并将其身体夹在自己一侧腰部；另一手取婴儿洗发沐浴露，在手中轻搓，轻轻抚摩婴儿头部，然后洗净、擦干（图5-8）	◆婴儿有"头垢"，严禁用指甲抠刮，容易损伤头皮导致感染
	5.洗身体：取下尿布，用婴儿柔湿巾揩净粪便、尿液等污物 (1)洗婴儿前身：依次清洁婴儿颈下→腋下→前胸→上肢→腹部→下肢→生殖器等部位（图5-9） (2)将婴儿翻转过来，使其舒适地趴于前臂。取沐浴露并用手搓揉（或溶解在水中），依次清洗婴儿耳后→发梢→背部→下肢→臀部（图5-10）	◆注意保护新生儿头颈部

续表 5-4

项目	操作步骤	要点说明
实施	6. 洗完后,小心将婴儿抱出,放在平铺的清洁干燥大浴巾上,吸干全身水分,尤其是耳后、关节和身体皱褶处	◆ 切勿用力擦拭新生儿皮肤
	7. 脐部消毒,穿戴尿布,核对性别、腕带,穿好衣服	
	8. 正确处理用物,洗手、记录	◆ 将浴盆放水,用消毒液擦拭,再用清水冲洗干净
评价	1. 操作熟练、轻柔、规范、安全	
	2. 操作中体现人文关怀,能与新生儿良好互动,正确进行被动活动	

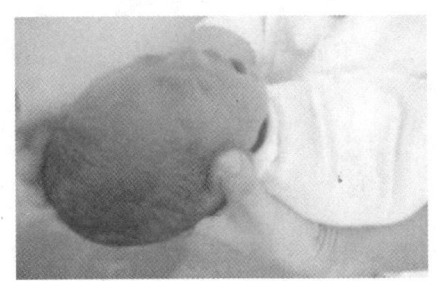

图 5-7　反折耳部

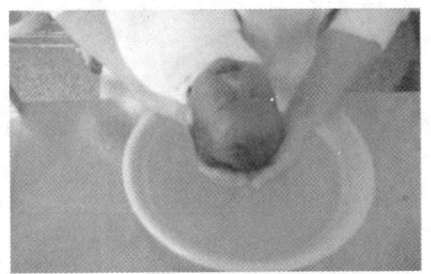

图 5-8　清洗头发

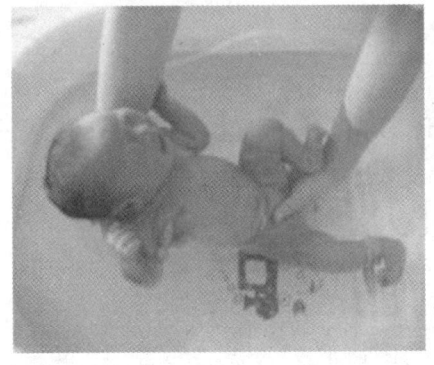

图 5-9　清洗身体

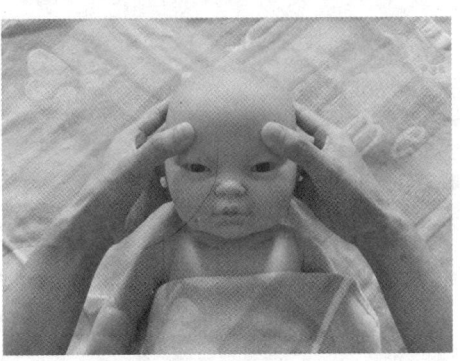

图 5-10　清洗背部

【注意事项】

1. 洗澡时应注意观察新生儿全身情况,注意皮肤有无发绀、斑点、皮疹、脓疱、黄疸。脐部有无红肿、分泌物及渗血,肢体活动有无异常,发现异常情况及时处理并报告医生。

2. 沐浴时间应在新生儿吃奶后 1 h,沐浴露不要直接倒在新生儿皮肤上。

3. 保持室温、水温恒定,沐浴环境必须舒适、无风无尘。

4. 动作轻柔,注意保暖,避免受凉及损伤。操作者严格手消毒,预防交叉感染。

5. 沐浴时勿使水进入新生儿耳、鼻、口、眼内。

6. 严格区分沐浴前与沐浴后区域,有感染的婴儿应放在最后沐浴,用物单独消毒,专用沐浴池。

【相关知识链接】

新生儿沐浴有哪些好处?

(1)保持皮肤清洁:新生儿皮肤娇嫩,角质层薄,皮下毛细血管丰富,防御功能差,很容易受汗液、大小便和呕吐物刺激并引起感染。经常洗澡可以清除新生儿身体上的污垢,保持皮肤清洁。

(2)促进生长发育:沐浴可以刺激新生儿的皮肤,一方面可以促进全身的血液循环。另一方面,皮肤可以增强对温度和压力的感知,提高新生儿对环境的适应性。同时,沐浴可以促进食欲,有益睡眠,促进新生儿的生长发育。

(3)及时发现皮肤损伤:在沐浴过程中,可及时发现新生儿全身皮肤的变化,有利于及早发现问题并进行处理。

(4)增强母子感情:给新生儿沐浴时,必须用眼睛、语言和抚触与新生儿沟通。通过父母的行为可以让新生儿充分感受到父母的强烈爱意,所以新生儿沐浴也是增加母子情感的好机会。

实训五　新生儿抚触

【案例】

新生儿××，男婴，足月，出生5 d，一般情况良好，家长带其沐浴后，询问是否可以进行抚触。

问题：

1. 新生儿什么时间可以抚触？
2. 抚触有何作用？

【实训目的】

1. 促进小儿生长发育。
2. 增强小儿免疫力。
3. 建立情感联结。

【操作流程】

新生儿抚触操作流程见表5-5。

表5-5　新生儿抚触操作流程

项目	操作步骤	要点说明
评估	评估婴儿全身、四肢活动情况以及皮肤完整性	

续表 5-5

新生儿抚触

项目	操作步骤	要点说明
准备	1. 操作者着装整洁,修剪指甲,洗手,戴口罩	
	2. 用物:治疗盘、护脐包、棉签、婴儿包被、大浴巾、婴儿润肤油等	◆将清洁大毛巾、衣服、尿布等依次铺好在操作台上
	3. 新生儿:于喂奶 1 h 后进行	◆最好是在洗完澡后或睡前、喂奶 1 h 后抚触,避免吐奶
	4. 环境:清洁安静,室温适宜(28 ℃左右),光线充足,室内无对流风	
实施	1. 核对:新生儿床号、姓名、性别、日龄	◆严格查对制度
	2. 抚触者温暖双手,倒润肤油于掌心	◆抚触即触摸皮肤,不宜太用力
	3. 抚触头面部 ▲额部:将双手大拇指放于新生儿双眉中心,其余四指放在头的两侧,拇指从眉心向太阳穴的方向进行按摩(图 5-11) ▲下颌:双手大拇指放于新生儿下颌正中央,其余四指置于脸颊的双侧,双手拇指向外上方按摩至双耳下方(图 5-12) ▲头部:左右手交替动作,用手的指腹部位从前额发迹滑向后脑直至耳后乳突部	◆抚触时与新生儿进行眼神交流。每项抚触动作重复4遍,全部动作10 min 完成 ◆让上下唇形成微笑状 ◆应避开囟门
	4. 抚触胸部:双手放在新生儿胸前两侧肋缘,右手滑向左上侧,按摩至新生儿左肩部,同法,换左手按摩至右肩部(图 5-13)	◆应避开乳头
	5. 抚触腹部:双手依次从婴儿右下腹向左下腹移动,呈顺时针方向画半圆;用右手在婴儿左侧腹部由上至下画一个英文字母 I;由左向右画一个倒立 L;由左至右画一个倒立的 U,做此动作时,与婴儿进行情感交流(图 5-14)	◆应避开脐部
	6. 抚触上肢:双手握住新生儿一只胳膊,沿上臂向手腕的方向轻轻挤捏,然后从上向下搓滚,操作完毕,换另一只手臂,手法相同(图 5-15)	

续表5-5

项目	操作步骤	要点说明
实施	7.抚触下肢:双手握住新生儿的一条腿,使腿抬起,沿大腿根部向下滑动到脚踝,轻轻挤捏,然后从上至下搓,对侧手法相同(图5-16)	
	8.抚触手足:用拇指腹从新生儿手掌面或脚跟向手指或者脚趾方向推进,抚触每根手指或者脚趾;两手拇指置于掌心或脚跟,两手交替用四指腹由腕部或踝部向指头或脚趾方向进行按摩(图5-17)	◆注意与新生儿语言和眼神交流
	9.抚触背部:新生儿呈俯卧位,双手平行放在新生儿背部,沿脊柱两侧,用双手向外侧滑触,从上至下依次进行。双手示指与中指并拢从头部沿脊柱逐步向下至臀部滑动(图5-18)	◆观察新生儿反应,如有不适暂停抚触
	10.抚触骶部:将右手手指放在新生儿背后骶部,呈螺旋形按摩(图5-19)	
	11.抚触臀部:双手掌放在新生儿臀部两侧,做弧形滑动	
	12.抚触完毕,为新生儿穿好衣服	
评价	1.操作动作连贯、轻柔	
	2.与婴儿有眼神、语言交流	
	3.操作中体现对婴儿的关爱	

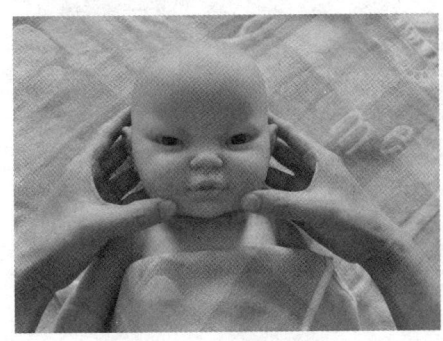

图5-11 抚触面部

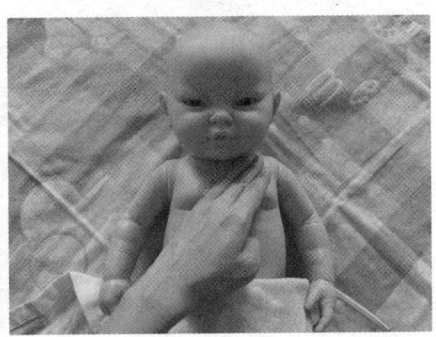

图5-12 抚触下颌

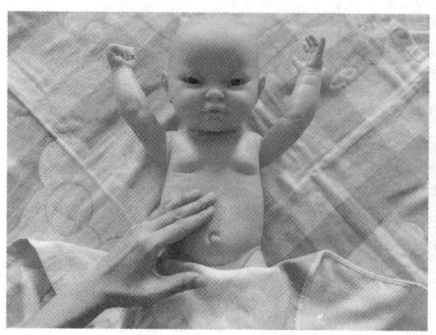
图 5-13 抚触胸部

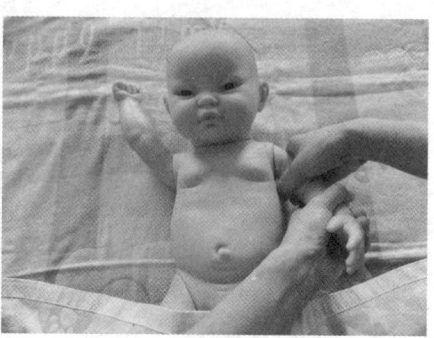
图 5-14 抚触腹部

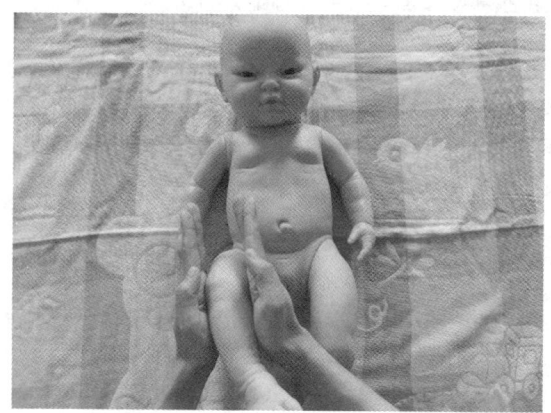
图 5-15 抚触上肢

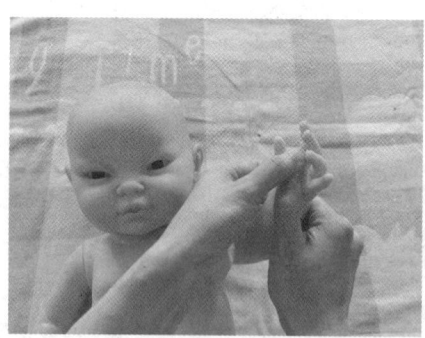
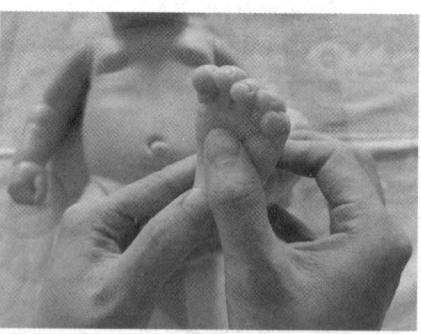
图 5-16 抚触下肢

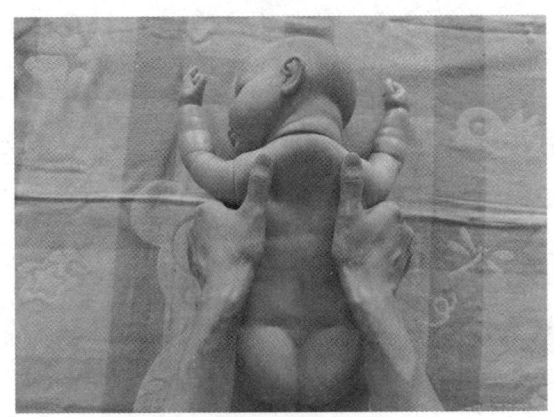

图 5-17 抚触手足

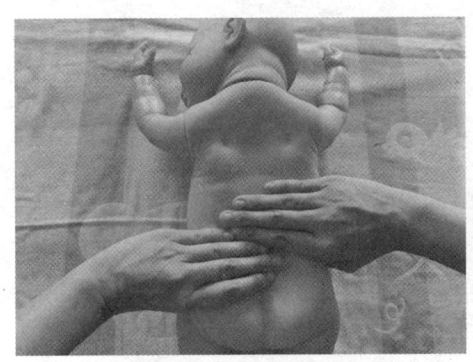

图 5-18 抚触背部

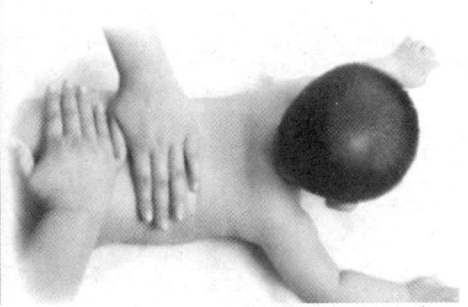

图 5-19 抚触骶部

【注意事项】

1. 抚触前洗净双手,剪短指甲,取下手上饰品以免弄伤婴儿皮肤。
2. 最好是在洗完澡后或睡前、喂奶后 1 h 以后抚触,避免吐奶。
3. 每次抚触 10 min 为宜。
4. 动作轻柔,逐渐增加压力,使婴儿逐步适应。
5. 不强迫婴儿保持固定姿势,一旦哭闹,不愿继续,则停止抚触。
6. 避免润肤油接触婴儿眼睛。

【相关知识链接】

1. 什么是新生儿抚触？

新生儿抚触是通过双手对新生儿的皮肤和一些部位进行有次序、有手法技巧的抚摩，可以产生大量温和的刺激，通过皮肤的感受器传到婴儿的中枢神经系统，产生神奇的生理效应。

2. 抚触的作用有哪些？

(1) 促进生长发育（体格、智力）。

(2) 减轻机体对刺激的应激反应。

(3) 增强机体免疫应答。

(4) 缓解肠胀气。

(5) 减轻紧张和焦虑。

(6) 促进行为发育和协调能力。

(7) 增强自我认知能力。

(8) 促进安静睡眠。

(9) 促进亲子关系。

3. 什么时候可以开始抚触？是否应严格按照顺序进行抚触？

对于健康新生儿，脐带干燥就可以开始进行抚触，可持续到1岁。进行抚触时，不必每个动作一一做到，可根据婴儿喜好来安排。也可根据孩子月龄而定，例如，长牙时期可多按摩脸部。

实训六 新生儿脐部护理技术

【案例】

患儿××,男,足月顺产,生后 6 d。生后第 3 天食奶量明显减少,皮肤出现黄染。入院查体:T 38 ℃,脐部周围皮肤红肿,脐窝内潮湿,有脓性分泌物,诊断:新生儿脐炎。医嘱:脐部护理,每天 3 次。

问题:

1. 如何为该患儿进行脐部护理?
2. 进行脐部护理时应注意什么?

【实训目的】

保持脐部清洁,预防新生儿脐炎的发生。

【操作流程】

新生儿脐部护理技术操作流程见表5-6。

表5-6 新生儿脐部护理技术操作流程

项目	操作步骤	要点说明
评估	评估脐带有无红肿、渗血、渗液、异常气味、结扎线是否脱落	

续表 5-6

新生儿脐部护理技术

项目	操作步骤	要点说明
准备	1. 操作者:着装整洁,洗手,戴口罩	◆按照无菌操作准备
	2. 用物:无菌弯盘(内有吉尔碘、75%酒精、3%过氧化氢溶液、棉签、纱布、绷带、镊子2把)、无菌持物钳、尿布、污物袋	◆必要时备剪刀和血管钳
	3. 患儿:排尿、排便	
	4. 环境:清洁安静,温度、光线适宜	◆室温 26~28 ℃,注意保暖 ◆新生儿接受操作的环境舒适
实施	1. 核对、解释:核对新生儿床号、姓名、性别、日龄;告知家长脐部护理的必要性	◆有出血者首先观察脐带结扎线是否提前脱落,应通知医生尽早诊治
	2. 体位:置新生儿于仰卧位	
	3. 暴露脐部:打开包被,为患儿更换尿布,暴露脐部(图5-20)	
	4. 涂擦 ▲脐带线圈结扎法:左手轻轻上提结扎线暴露脐带根部,右手用75%酒精棉签消毒脐带残端并环形消毒脐带根部,由内向外环形擦拭,直至干净 ▲脐带夹结扎法:左手轻提脐带夹一端,暴露脐带根部,右手用75%酒精棉签消毒脐带残端并环形消毒脐带根部,由内向外环形擦拭,直至干净	◆每根棉签限用1次,不可来回擦,动作轻柔 ◆如果脐部有脓性分泌物,可以先涂3%过氧化氢清洗后,再用吉尔碘消毒
	5. 包裹:盖上消毒纱布、绷带包裹	
	6. 为新生儿整理衣服,再次核对	
	7. 正确处理用物、洗手、记录	
评价	1. 操作流程熟练、敏捷	◆防止过多暴露患儿
	2. 物品准备齐全、有序	
	3. 操作中体现人文关怀,沟通亲切、自然、有效,注重健康教育	

模块五 新生儿护理技术

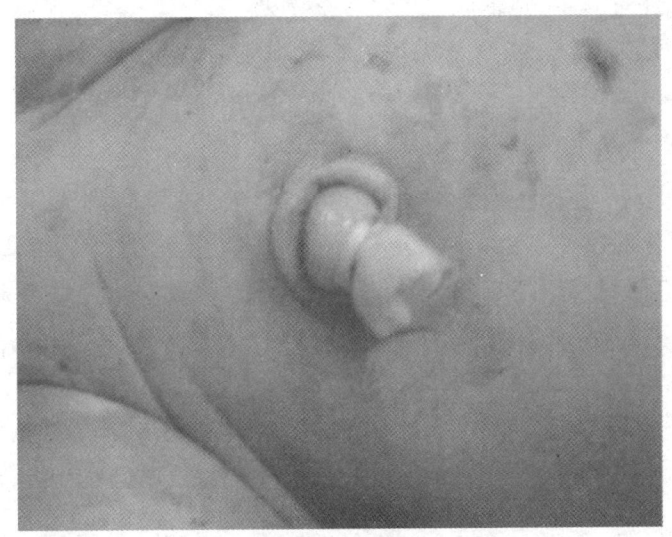

图 5-20 脐带

【注意事项】

1. 进行脐部护理时,应先洗手,注意婴儿腹部保暖。

2. 为患儿进行脐部护理时,应严密观察脐带有无特殊气味及脓性分泌物,发现异常及时报告医师进行处理。

3. 脐带未脱落前,勿强行剥落,结扎线如有脱落应当重新结扎。

4. 消毒时必须从脐带的根部由内向外环形彻底清洗消毒。

5. 如果脐部有脓性渗出物,可以先涂3%过氧化氢清洗后,再用吉尔碘消毒。

6. 脐带应每日护理1次,如衣物潮湿应及时护理,直至脐部痊愈。

【相关知识链接】

1. 新生儿脐部护理方法有哪些?

(1) 婴儿出生后,脐带被切断,几小时后脐带的残端变成棕色,逐渐干枯、发黑,至3~7 d从脐根部自然脱落。脐带脱落后根部潮湿,这是正常现象,可以用消毒棉签蘸75%酒精将脐根擦净,保持干燥。

(2)在脐带未脱落以前,注意观察脐部有无渗血、渗液。每天可用消毒棉签蘸75%酒精,擦拭脐带根部,并轻轻擦去分泌物。每天1~2次,不必包裹纱布。

(3)脐炎护理:脐炎表现为脐轮部发红,脐窝内潮湿有分泌物,有异味,周围皮肤糜烂。主要原因有脐带脱落过晚,脐窝小而深,换尿布不当等使脐部潮湿,以致病原菌生长,发生局部感染。应先给予3%过氧化氢溶液清洗,无分泌物后用吉尔碘或75%酒精消毒,每日2~3次,暴露脐部,以利于干燥。

(4)脐带肉芽肿:又叫脐茸,是断脐后未愈合的伤口受异物的刺激或经常摩擦而形成的息肉样、樱红色小肉芽肿,呈米粒至黄豆大小,有脓血性分泌物,不易痊愈。可用10%硝酸银烧灼,肉芽夹除后加压包扎,用硝酸银处理时,注意勿烧伤周围皮肤。

模块六 妇科护理技术

实训一 妇科检查

【案例】

李××,59岁,女性,G_2P_2,因绝经10年、阴道分泌物多伴血性白带1个月来医院就诊。患者无下腹痛,无发热。

问题:对该患者应首先进行的检查是什么?

【实训目的】

1. 检查阴道、宫颈、宫体、输卵管、卵巢、子宫韧带、宫旁结缔组织有无异常。

2. 检查盆腔内其他器官和组织有无异常。

【操作流程】

妇科检查操作流程见表6-1。

表6-1 妇科检查操作流程

项目	操作步骤	要点说明
评估	评估患者的心理状况,与患者沟通,告知检查的目的、方法、注意事项及检查过程中可能出现的不适,取得患者配合	◆无性生活者一般禁做双合诊、窥器检查 ◆月经期一般不做妇科检查

续表 6-1

妇科检查

项目	操作步骤	要点说明
准备	1. 操作者:核对、解释操作目的,着装整洁,洗手,戴口罩	◆男医生检查时,应有其他医务人员在场
	2. 用物:一次性垫巾、窥器、无菌手套、生理盐水	
	3. 患者:理解操作目的,排空膀胱	
	4. 环境:清洁安静,光线充足,室温适宜	◆保护患者隐私
实施	1. 备齐用物,核对患者,解释目的	
	2. 协助患者取膀胱截石位,臀部置检查床边缘,臀下垫一次性垫巾。检查者面向患者,立在患者两腿之间,戴无菌手套	◆患者两手平放于身旁,以使腹肌松弛
	3. 外阴部检查:观察外阴发育及阴毛分布情况,有无皮炎、溃疡及肿块,分开小阴唇,暴露阴道前庭观察尿道口和阴道口。嘱患者用力向下屏气,观察有无阴道前后壁的脱垂和子宫脱垂	◆查看尿道口周围黏膜色泽及有无赘生物
	4. 阴道窥器检查:检查者用左手将两侧阴唇分开,右手将窥器润滑后斜行沿着阴道侧后壁缓慢插入阴道内,插入后逐渐旋转至前方,摆正后缓慢张开两叶,暴露宫颈、阴道壁及穹隆部,然后旋转至一侧以暴露侧壁 (1) 阴道视诊:阴道壁颜色、畸形与否、溃疡、肿块、分泌物(量、性质、颜色、气味) (2) 宫颈视诊:大小、颜色、外口形状、肿物、糜烂、出血。取出窥器前,先将前后叶合拢再沿阴道侧后壁缓慢取出(图 6-1)	◆应将其前后两叶前端并合,表面生理盐水润滑,以利插入,避免损伤

续表 6-1

项目	操作步骤	要点说明
实施	5.双合诊:检查者戴无菌手套,右手示、中两指蘸生理盐水,顺阴道后壁轻轻插入,检查阴道通畅度和深度,再扪及宫颈大小、形状硬度及外口情况,有无接触性出血。随后将阴道内两指放在宫颈后方,左手掌心朝下,手指平放在患者腹部平脐处,当阴道内手指向上向前方抬举宫颈时,腹部手指往下往后按压腹壁,并逐渐向耻骨联合部位移动,扪及子宫的位置、大小、形状、软硬度、活动度以及有无压痛。将阴道内两指由宫颈后方移至一侧穹隆部,尽可能往上向盆腔深部扪触,与此同时,另一手从同侧下腹壁髂嵴水平开始,由上往下按压腹壁,与阴道内手指相互对合,以触摸附件区有无肿块、增厚或压痛(图 6-2A、B)	◆注意询问患者有无不适 ◆内、外手指同时分别抬举和按压,相互协调 ◆若扪及肿块,应查清其位置、大小、形状、软硬度、活动度、与子宫的关系以及有无压痛等
	6.三合诊:双合诊结束后,一手示指放入阴道,中指插入直肠,其余检查步骤与双合诊时相同(图 6-2C)	◆通过三合诊能扪清后倾或后屈子宫大小,发现子宫后壁、宫颈旁、直肠子宫陷凹、宫骶韧带和盆腔后部病变
	7.记录 (1)外阴:发育情况及婚产式(未婚、已婚未产或经产)。有异常发现时详细描述 (2)阴道:是否通畅,黏膜情况,分泌物量、色、性状以及有无气味 (3)宫颈:大小、硬度,有无糜烂、撕裂、息肉、腺囊肿,有无接触性出血、举痛等 (4)宫体:位置、大小、硬度、活动度,有无压痛等 (5)附件:有无肿块、增厚或压痛,若扪及肿块,记录其位置、大小、硬度、表面光滑与否、活动度,有无压痛以及与子宫及盆壁关系。左右两侧情况分别记录	
	8.整理用物,洗手,填写检查记录	◆向患者说明检查结果
评价	1.操作程序正确,动作轻柔	
	2.操作中体现人文关怀,注意保护患者隐私	

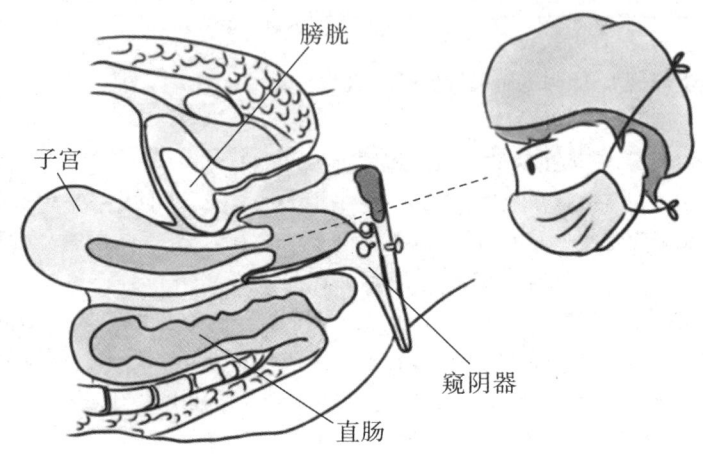

图 6-1　窥器检查

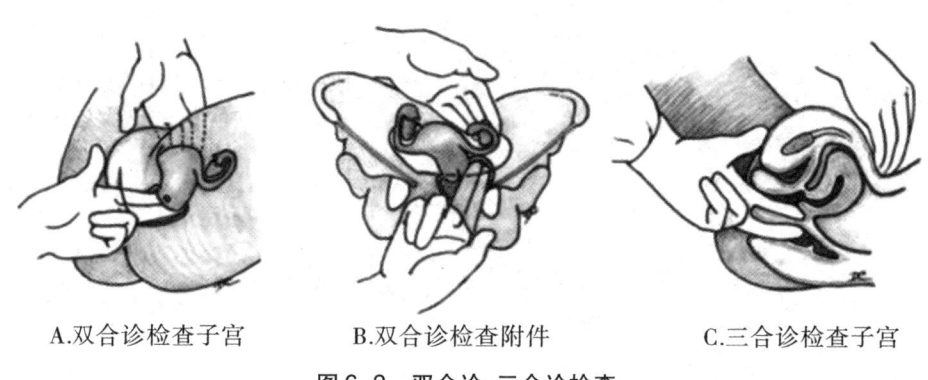

A.双合诊检查子宫　　B.双合诊检查附件　　C.三合诊检查子宫

图 6-2　双合诊、三合诊检查

【注意事项】

1.检查者态度严肃、语言亲切、检查仔细、动作轻柔。每次检查不应超过3人。

2.男医生检查时,应有其他医务人员在场。

3.避免经期做妇科检查。若异常阴道出血必须检查,检查前消毒外阴及器械,戴无菌手套,以防发生感染。

4.未婚患者禁做双合诊及阴道窥器检查,可行直肠-腹部诊。

5.双合诊检查不满意或检查骶韧带、子宫直肠窝病变、肿瘤与盆腔关系时应做三合诊。

【相关知识链接】

1.妇科检查包括哪些内容？什么是双合诊、三合诊检查？

妇科检查包括外阴、阴道、宫颈、宫体及双侧附件检查。

检查者一手的两指或一指放入阴道,另一手在腹部配合检查,称为双合诊。经直肠、阴道、腹部联合检查,称为三合诊。

2.子宫前倾、后倾、前屈、后屈怎样判断？

"倾"指宫体纵轴与身体纵轴的关系。若宫体朝向耻骨,称为前倾;若宫体朝向骶骨,称为后倾。

"屈"指宫体与宫颈间的关系。若两者间的纵轴形成的角度朝向前方,称为前屈;形成的角度朝向后方,称为后屈。

实训二　阴道灌洗、擦洗

【案例】

李××,31岁,因1周前无明显诱因出现外阴瘙痒,阴道分泌物增多,呈黄色,有腥臭味就诊。妇科检查:外阴潮红,阴道黏膜充血,有散在出血点,后穹隆有多量黄白色稀薄泡沫状分泌物。

问题:
1. 该患者的初步诊断是什么?
2. 该患者可能会用到哪些妇产科常用护理技术?

【实训目的】

1. 减少阴道分泌物,缓解局部充血。
2. 治疗生殖器炎症,妇科术前的常规阴道准备。

【操作流程】

阴道灌洗、擦洗操作流程见表6-2。

表6-2　阴道灌洗、擦洗操作流程

项目	操作步骤	要点说明
评估	评估患者、病情及配合程度,会阴皮肤、伤口、阴道分泌物等,月经情况及性生活史	

续表6-2

项目	操作步骤	要点说明
准备	1. 操作者:着装整洁、修剪指甲、洗手、戴口罩	◆操作前嘱患者排空膀胱
	2. 用物:一次性灌肠袋、输液架、窥阴器、一次性手套、大棉签1包、一次性中单、洗手液、水温计1个、屏风、便盆(必要时),根据医嘱准备灌洗液、消毒液	◆灌洗液500~1 000 mL,水温:41~43 ℃
	3. 患者:理解操作目的,排空膀胱	
	4. 环境:清洁安静,光线充足,室温适宜	◆注意保护患者隐私
实施	1. 携用物进入病房,核对患者	
	2. 关闭门窗,必要时用屏风遮挡	
	3. 协助患者脱去右侧裤腿,盖在左侧腿部,右侧腿穿上脚套,暴露会阴部,膀胱截石位于妇科检查床,臀下垫一次性中单	◆防止坠床,注意保暖 ◆患者头高脚低位,防止灌洗液逆流
	4. 将配置好的灌洗液500~1 000 mL(41~43 ℃)倒入一次性灌肠袋内,挂于输液架上,其高度距床沿60~70 cm,排去管内空气	◆灌肠袋与床沿距离不超过70 cm,以免压力过大,水流过速,使液体或污物进入子宫腔或灌洗液与局部作用的时间不足
	5. 操作者面向患者,站在患者两腿之间 (1)冲洗:戴一次性手套,先冲洗外阴部,然后左手分开小阴唇,将灌洗头插入至后穹隆处,边冲洗边将灌洗头围绕宫颈上下左右移动(或者用窥阴器扩开阴道暴露宫颈后边冲洗边转动窥阴器)。当灌洗液残留100 mL时,夹住并下压灌洗头(或窥阴器)使阴道内残留液完全流出,取出灌洗头或窥阴器,再冲洗一次外阴部 (2)擦洗:戴一次性薄膜手套用蘸满消毒液的大棉签擦洗外阴部,再置窥阴器充分暴露宫颈,依次擦洗宫颈→阴道穹隆→阴道壁,用干棉签擦净多余消毒液	◆水温适宜。温度过低,患者感不适,温度过热则可能烫伤患者阴道黏膜 ◆操作时,动作轻柔,关注患者主诉

续表 6-2

项目	操作步骤	要点说明
实施	6. 协助患者坐起,使阴道内残留液体流出	
	7. 用干棉签擦干外阴,撤除一次性中单,协助患者穿好衣裤	
	8. 整理用物,洗手	
评价	1. 熟练操作,步骤正确,动作轻柔,无黏膜损伤发生	
	2. 严格遵守无菌操作原则	
	3. 操作中体现人文关怀,注意保护患者隐私	

【注意事项】

1. 未婚妇女可用导尿管进行阴道灌洗,不能使用窥器。月经期、产后或人工流产术后子宫颈口未闭或有阴道出血的患者,不宜行阴道灌洗,以防引起上行性感染。宫颈癌患者有活动性出血者,为防止大出血禁止灌洗,可行外阴擦洗。

2. 灌洗袋距床面不得超过 70 cm,以免压力过大,药液流速过快,局部停留时间太短而达不到治疗效果,或使液体或污物进入子宫腔而导致感染。

3. 灌洗液温度以 41~43 ℃ 为宜,以免温度过高烫伤患者,温度过低产生不适。灌洗过程中动作轻柔,灌洗头不能插入过深,避免损伤阴道壁及宫颈组织。

4. 产后 10 d 或妇科手术 2 周后的患者,若出现阴道分泌物混浊、有臭味、阴道伤口愈合不良时,可行低位阴道冲洗,冲洗筒的高度一般不超过检查床 30 cm,以免污物进入宫腔或损伤阴道残端伤口。

5. 冲洗过程中,动作宜轻柔,转动窥阴器时,应放松窥阴器柄,在进入及退出时,应保持窥阴器处于闭合状态,以免损伤阴道壁及宫颈组织。

【相关知识链接】

阴道灌洗溶液应怎样选择？阴道灌洗的适应证和禁忌证有哪些？

不同情况选择不同灌洗液：滴虫性阴道炎患者，应用酸性溶液灌洗；假丝酵母菌病患者，则用碱性溶液灌洗；非特异性阴道炎患者，用一般消毒液或生理盐水灌洗。术前患者阴道灌洗可选用碘伏溶液、1∶5 000 高锰酸钾溶液。

适应证：各种阴道炎、宫颈炎的治疗；子宫切除术前或阴道手术前的常规阴道准备。

禁忌证：月经期、阴道流血、人工流产后、产后 10 d 内宫口未闭者。

实训三 阴道宫颈上药

【案例】

王××,40岁,有糖尿病史,患者无明显诱因出现阴道瘙痒伴分泌物增多,呈白色豆腐渣样。妇科检查:外阴有抓痕,黏膜有白色膜状物。

问题:

该患者最有可能的医疗诊断是什么?如何治疗?

阴道宫颈上药

【实训目的】

清洁阴道、阴道上药、用药及术前准备。

【操作流程】

阴道宫颈上药操作流程见表6-3。

表6-3 阴道宫颈上药操作流程

项目	操作步骤	要点说明
评估	评估患者意识、心理状态、合作程度、膀胱充盈度、外阴情况及阴道分泌物的量、性状、气味等	◆嘱患者排空膀胱

续表6-3

项目	操作步骤	要点说明
准备	1. 操作者:核对、解释操作目的,着装整洁,洗手,戴口罩	
	2. 用物:治疗车、窥阴器、长镊或卵圆钳、一次性中单、干棉球、碘伏棉球、一次性手套、药物	
	3. 患者:理解操作目的,排空膀胱	
	4. 环境:清洁安静,光线充足,室温适宜	◆注重保护患者隐私
实施	1. 备齐用物,核对患者,解释目的	
	2. 关闭门窗,必要时用屏风遮挡	
	3. 协助患者脱去右侧裤腿,盖在左侧腿部,右侧腿穿上脚套,暴露会阴部,膀胱截石位于妇科检查床,臀下垫一次性中单	◆防止坠床,注意保暖
	4. 操作者面向患者,站在患者两腿之间。戴一次性手套,用长镊或卵圆钳夹紧碘伏棉球先擦洗外阴部,将窥阴器暴露阴道、宫颈后,依次用镊子夹取碘伏棉球擦洗宫颈→阴道后穹隆→阴道壁或炎性分泌物	◆注意动作轻柔,避免对阴道黏膜造成损伤 ◆未婚患者严禁窥器检查、阴道擦洗
	5. 用干棉球擦净多余消毒液	
	6. 遵医嘱局部用药,用喷粉管将药粉喷于宫颈上,若是药片或栓剂需放置于后穹隆	◆未婚患者可用棉签涂,棉花务必捻紧,以防脱落遗留于阴道内 ◆对于腐蚀性药物,只涂于宫颈病灶局部,不得涂于病灶以外的正常宫颈、阴道组织,以免造成不必要的伤害
	7. 取出窥阴器,防止将药物带出	
	8. 协助患者擦净外阴,穿好衣裤,向患者交代注意事项	◆凡月经期或阴道出血时停止上药 ◆上药期间禁止性生活
	9. 整理用物,洗手	

续表 6-3

项目	操作步骤	要点说明
评价	1. 熟练操作,步骤正确,动作轻柔,无黏膜损伤发生	
	2. 严格遵守无菌操作	
	3. 操作中体现人文关怀,注意保护患者隐私	

【注意事项】

1. 月经期或阴道出血者应停止阴道上药,避免引起逆行感染。

2. 上药期间禁止性生活。

3. 阴道壁上非腐蚀性药物时,应转动阴道窥器,将药物均匀地涂布于阴道四壁。应用腐蚀性药物时只涂宫颈病灶局部,并注意保护正常组织,上药前先将棉球垫于阴道后壁及后穹隆,以保护阴道壁及正常组织,避免灼伤。

4. 未婚妇女上药时禁用窥阴器,可用长棉签涂擦。

5. 阴道栓剂最好于晚上或休息时上药,避免起床后脱出,影响治疗效果。

【相关知识链接】

阴道宫颈上药常见用药有哪些?

滴虫性阴道炎患者,应用甲硝唑阴道泡腾片 200 mg,每晚 1 次,连用 7 d;假丝酵母菌病患者,则用咪康唑栓剂 200 mg,每晚 1 次,连用 7 d;细菌性阴道炎患者,甲硝唑阴道泡腾片 200 mg,每晚 1 次,连用 7 d;老年性阴道炎患者,己烯雌酚 0.125～0.25 mg,每晚 1 次,连用 7 d。

实训四 人工流产术

【案例】

李××,女,28 岁,停经 58 d,B 超检查宫腔内可见孕囊、胎心、胎芽,因接触 X 射线,要求终止妊娠。

问题:

1. 初步诊断是什么?
2. 应如何处理?

【实训目的】

为患有疾病或不宜继续妊娠者,终止 10 周内妊娠。

【操作流程】

人工流产术操作流程见表 6-4。

表 6-4 人工流产术操作流程

项目	操作步骤	要点说明
评估	评估孕妇年龄、孕周、诊断和配合程度、有无禁忌证,签署手术同意书	

续表6-4

项目	操作步骤	要点说明
准备	1. 操作者：核对、解释操作目的，着装整洁，洗手，戴口罩	
	2. 用物：人流包1个（卵圆钳1把、宫颈钳1把、窥器2个、镊子1把、探针1个、扩宫棒9个、吸管3个、刮匙3个、弯盘1个、换药碗1个、干棉球数个、洞巾1个、无菌棉球6个、无菌纱布块4块）、一次性中单1个、吸引器连接管、负压吸引器、碘伏棉球、无菌手套	◆ 按使用先后顺序将用物摆放整齐
	3. 环境：清洁安静，光线充足，室温适宜	
	4. 协助孕妇脱去右侧裤腿，盖在左侧腿部，右侧腿穿上脚套，暴露会阴部，膀胱截石位于妇科检查床，臀下垫一次性中单	◆ 注意保护孕妇隐私 ◆ 检查前孕妇排空膀胱
实施	1. 核对、解释：核对患者，解释操作的目的及注意事项	◆ 消除孕妇紧张情绪
	2. 消毒外阴，戴无菌手套，将手术器械依次放妥，操作者面向患者，立在患者两腿之间，双合诊检查子宫位置、大小及附件情况，铺无菌巾	◆ 再次确定子宫大小，倾曲度
	3. 窥器暴露宫颈，消毒阴道（碘伏）、宫颈（碘伏）。用宫颈钳夹持宫颈前唇，稍向外牵拉，使子宫呈水平位	
	4. 探测宫腔深度：用探针顺子宫方向，探测宫腔深度	◆ 动作轻柔，减少损伤
	5. 扩张宫颈：执笔式持扩宫棒由小到大依次扩张宫颈管，直至大于吸管半号至1号，稳、准、轻，禁止跳号	

续表 6-4

项目	操作步骤	要点说明
实施	6. 吸引 (1) 根据宫腔大小选择吸管(<10 cm 选 6 号,10~12 cm 选 7 号,12 cm 选 8 号) (2) 一端连接吸管末端,另一端由助手接在负压吸引瓶上 (3) 按子宫位置缓慢将吸管送入宫底部,负压控制在 400~500 mmHg,按顺时针方向吸宫腔 1~2 圈。子宫内容物吸净时,感到宫壁粗糙(图 6-3A、B) (4) 取出吸管:夹闭吸管、关闭负压取出吸管、释放压力	◆若遇阻力略向后退,深度不超过探针测得的宫腔深度,根据孕周及宫腔大小给予负压 ◆取出吸管时,将橡皮管折叠
	7. 检查宫腔是否吸净,用小号刮匙轻轻搔刮宫底及两侧宫角,测量宫腔深度可缩小 1~3 cm(图 6-3C)。必要时重新放入吸管,再次用低负压吸宫腔	
	8. 术毕擦净阴道血性物,取下宫颈钳及窥器	
	9. 检查吸出物,有无绒毛膜胚胎组织,与妊娠月是否相符,如有异常,送病理科,估计失血量,写手术记录	
	10. 协助患者擦净外阴,穿好衣裤,向患者交代注意事项	
	11. 整理用物,洗手,填写手术记录	
评价	1. 操作程序正确,孕妇体位选择适当	
	2. 严格遵守无菌操作,注意观察患者反应	
	3. 操作中体现人文关怀,注意保护患者隐私	

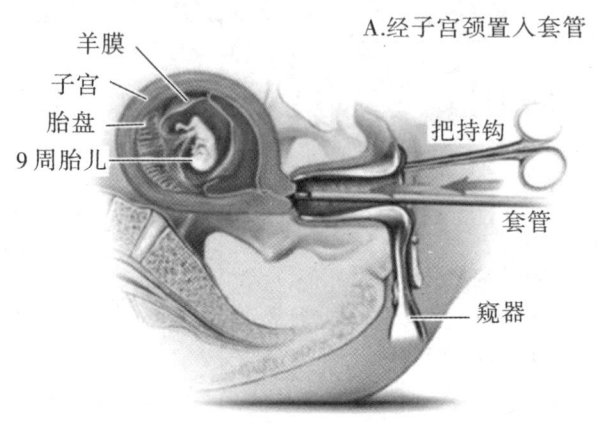

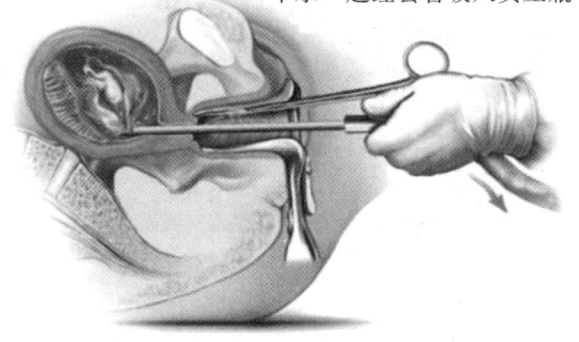

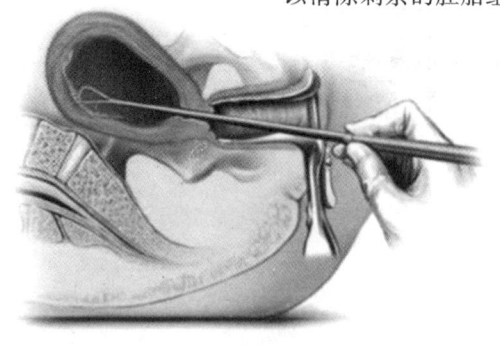

图6-3　人工流产术

【注意事项】

1. 术后在观察室休息观察 1~2 h,注意阴道流血、腹痛等情况。

2. 保持外阴清洁,2 周内或阴道流血未净前禁止盆浴,避免性生活 1 个月。

3. 对有严重宫颈糜烂或有感染可能者,应用抗生素预防感染。

4. 术后休息 2 周,1 个月后门诊复查。如有异常(流血多、发热、腹痛等)随时就诊治疗。

5. 指导避孕,人工流产术后可同时放置宫内节育器者。

【相关知识链接】

1. 人工流产术的适应证和禁忌证有哪些?

(1) 适应证

1) 妊娠在 10 周以内,要求终止妊娠而无禁忌证者。

2) 因某种疾病不宜继续妊娠者。

(2) 禁忌证

1) 生殖器官急性炎症,如盆腔炎、滴虫性阴道炎、真菌性阴道炎、宫颈急性炎症(治疗后方可手术)。

2) 急性传染病或慢性传染病急性发作期,或严重的全身性疾病如心力衰竭、血液病等(需治疗好转后住院手术)。

3) 妊娠剧吐酸中毒需治疗后手术。

4) 术前相隔 4 h 两次体温在 37.5 ℃ 以上者。

2. 什么是人工流产综合征?

人工流产综合征是指在施行人工流产手术中,有少部分女性出现恶心、呕吐、头晕、胸闷、气喘、面色苍白、大汗淋漓、四肢厥冷、血压下降、心律不齐等,严重者还可能出现昏迷、抽搐、休克等一系列症状。

实训五　阴道脱落细胞采集术

【案例】

王××,女,45岁,因接触性出血近1年,加重2个月入院。在当地镇医院诊断为宫颈炎,给予药物治疗无明显效果。近2个月性交后出血频繁,色鲜红。

问题:
1. 该患者应如何处理?
2. 哪项检查可作为诊断依据?如何操作?

【实训目的】

1. 女性生殖器癌、瘤的早期诊断。
2. 卵巢功能测定。

【操作流程】

阴道脱落细胞采集术操作流程见表6-5。

表 6-5　阴道脱落细胞采集术操作流程

项目	操作步骤	要点说明
评估	1.评估患者心理状况,与其沟通,告知检查的目的、方法、注意事项、签署手术同意书 2.检查前24 h禁止性生活、阴道检查、阴道灌洗上药等	
准备	1.操作者:核对、解释操作目的,着装整洁,洗手,戴口罩 2.用物:无菌刮板、95%酒精、载玻片、生理盐水、无菌棉签、一次性窥器、液基细胞学溶液、一次性细胞刷、一次性中单 3.环境:清洁安静,光线充足,室温适宜 4.患者:排空膀胱	
实施	1.备齐用物,核对患者,解释目的 2.协助患者脱去右侧裤腿,盖在左侧腿部,右侧腿穿上脚套,暴露会阴部,膀胱截石位于妇科检查床,臀下垫一次性中单 3.操作者面向患者,站在患者两腿之间 (1)阴道涂片 已婚妇女:用未涂润滑剂的阴道窥器暴露宫颈,轻轻拭去宫颈口及其周围分泌物,查雌激素水平者,取阴道侧壁上1/3部的分泌物。检查癌细胞者,在宫颈口用木刮板(尖端朝宫颈口、斜面朝宫颈),旋转360°,刮片时用力过重可损伤出血,用力过轻可能刮下的细胞过少,薄而均匀地涂在载玻片上,置于95%酒精溶液中固定 未婚妇女:将卷紧的无菌棉签在生理盐水中浸湿,再用湿棉签深入阴道上1/3段、侧壁轻卷取细胞,取出棉签横放在载玻片上,将其置于95%酒精溶液中固定	◆动作轻柔,避免混入深层细胞而影响诊断 ◆刮取的细胞立即顺同一方向涂于干净玻片上,不可重复涂抹,以免破坏细胞 ◆湿棉签涂片时注意向一个方向滚涂,以免破坏细胞

阴道脱落细胞采集术

续表 6-5

项目	操作步骤	要点说明
实施	（2）宫颈液基细胞检查：先将子宫颈表面分泌物拭净，将"细胞刷"置于子宫颈管内，达子宫颈外口上方 10 mm 左右，在子宫颈管内旋转数圈后取出，旋转"细胞刷"将附着于小刷子上的标本均匀地涂布于玻片上或洗脱于保存液中（图 5-4）	◆玻片立即放在 95% 酒精中固定，不可久留于空气中，以免细胞干燥、皱缩、变形，如标本混有血，应置于醋酸酒精中固定
	4. 术毕擦净阴道血性物，取下宫颈钳及窥器，协助患者整理衣裤，下妇检床	
	5. 整理用物，洗手，记录，送检	◆详细填写涂片检查申请单，注明涂片号及病历号，无病历号者需注明详细地址
评价	1. 操作程序正确，动作轻柔	
	2. 操作中体现人文关怀，注意保护患者隐私	
	3. 严格遵守无菌操作，注意观察患者反应	

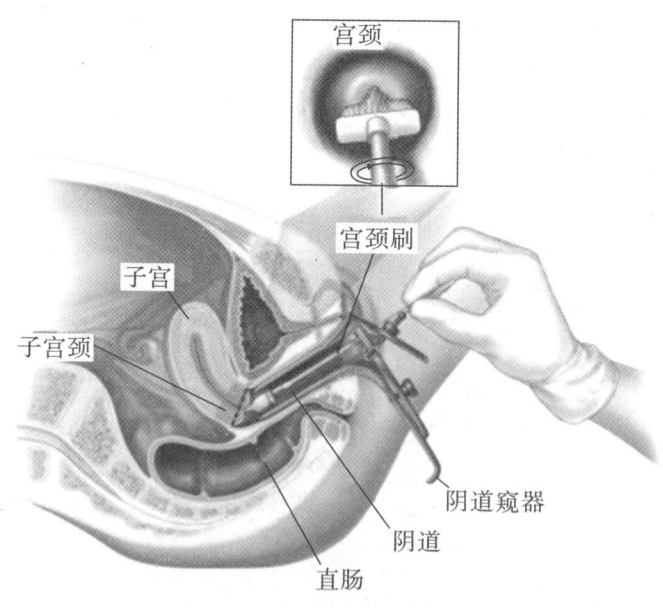

图 6-4 阴道脱落细胞学检查

【注意事项】

1. 刮取细胞时避免损伤组织引起出血影响检查结果。
2. 涂片不宜太厚,也不要来回涂抹,以防破坏细胞。
3. 检查时阴道不宜用润滑剂,必要时可用生理盐水润滑。
4. 检查前 24 h 不宜性交、阴道冲洗、阴道上药。

【相关知识链接】

什么是巴氏分级?

巴氏Ⅰ级:正常。

巴氏Ⅱ级:炎症。一般属良性改变或炎症。

巴氏Ⅲ级:可疑癌。主要是核异质,表现为核大深染,核形不规则或双核不典型细胞,性质尚难肯定。

巴氏Ⅳ级:高度可疑癌。细胞有恶性特征,但在涂片中恶性细胞较少。

巴氏Ⅴ级:癌。具有典型的多量癌细胞。

实训六 宫颈活检术

【案例】

刘××,女,40岁,不规则阴道流血3个月。检查:宫颈下唇菜花样肿物,触之易出血,子宫大小正常,活动良,宫旁无明显增厚。

问题:

1. 该患者应如何处理?
2. 诊断最可靠的依据是什么?

【实训目的】

1. 明确宫颈组织病变的性质。
2. 确诊宫颈癌最可靠的依据。

【操作流程】

宫颈活检术操作流程见表6-6。

表6-6 宫颈活检术操作流程

项目	操作步骤	要点说明
评估	1. 评估患者生命体征,患有阴道炎者应治愈后再取活检,告知患者手术目的、方法、注意事项,签署手术同意书 2. 妊娠期、月经期、月经前期不宜做活检	

续表 6-6

项目	操作步骤	要点说明
准备	1. 操作者：核对、解释操作目的，着装整洁，洗手，戴口罩	
	2. 用物：活检包一个（窥器 1 个，镊子 2 把，宫颈钳 1 把，宫颈活检钳 1 把，带尾纱布，无菌孔巾一个、无菌棉球 4 个）、碘伏、无菌手套、棉球、装有固定液标本瓶 4~6 个、一次性垫巾、无菌棉签	
	3. 患者：理解操作目的，排空膀胱	
	4. 环境：清洁安静，光线充足，室温适宜	
实施	1. 备齐用物，核对患者，解释目的	
	2. 协助患者脱去右侧裤腿，盖在左侧腿部，右侧腿穿上脚套，暴露会阴部，膀胱截石位于妇科检查床，臀下垫一次性垫巾	◆保护患者隐私
	3. 操作者面向患者，立在患者两腿之间，常规碘伏消毒外阴，铺无菌孔巾	
	4. 窥器暴露宫颈，用干棉球擦净宫颈黏液及分泌物，局部消毒	
	5. 用宫颈钳夹宫颈前唇，选择宫颈外口鳞-柱交接处或特殊病变处，持宫颈活检钳取适当大小的组织，根据病情需要可以多点取材。术毕，以带尾纱布局部压迫止血，纱布尾绳留于阴道外口，嘱患者 24 h 后自行取出（图 6-5）	◆临床已明确为宫颈癌，只为确定病理类型或浸润程度者可以行单点取材；可疑癌者，在宫颈按时钟位置 3、6、9、12 点 4 处钳取组织。为提高取材准确性，在阴道镜下取材，或在宫颈阴道部涂以复方碘溶液，选择不着色区域取材 ◆术中观察患者反应
	6. 标本固定于 10% 甲醛溶液中，多点取材时，应按取材部位分块、分瓶标记送检	
	7. 协助患者整理衣裤，下妇科检查床，并交代注意事项	
	8. 整理用物，洗手，记录	

续表 6-6

项目	操作步骤	要点说明
评价	1. 熟练操作,步骤正确,动作轻柔	
	2. 严格遵守无菌操作原则	
	3. 操作中体现人文关怀,注意保护患者隐私	

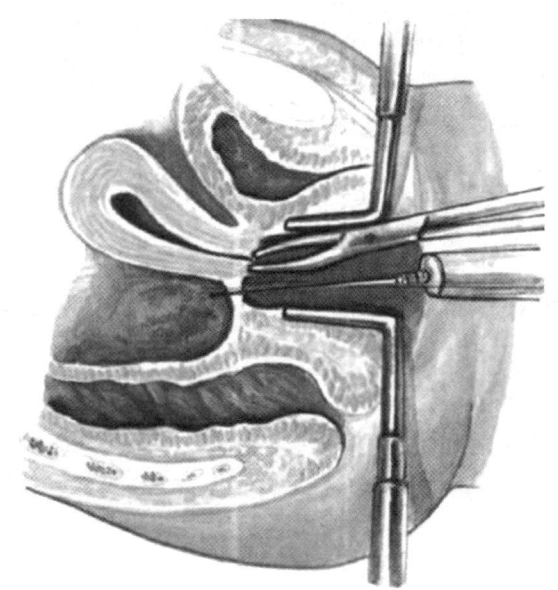

图 6-5 宫颈活检术

【注意事项】

1. 患有阴道炎症应治愈后再做活检。

2. 妊娠期原则上不做活检,以避免流产、早产,但临床高度怀疑宫颈恶性病变仍应检查。月经前期不宜做活检,以免与活检处出血相混淆,且月经来潮时伤口不易愈合,有增加内膜在切口种植机会。

3. 取材组织应有一定深度,所需组织深度及大小应大于 0.5 cm。

4. 术后 2 周内禁止性生活、阴道灌洗或坐浴。

5. 阴道出血多时,应到医院检查治疗。

6. 提醒患者按要求取病理报告单并及时复诊。

【相关知识链接】

1.什么是宫颈活检?

宫颈活组织检查简称宫颈活检,是自宫颈病变处或可疑部位取小部分组织进行病理学检查,绝大多数宫颈活检是诊断最可靠的依据。常用的取材方法有局部活组织检查和诊断性宫颈锥形切除。

2.宫颈活检的适应证有哪些?

(1)宫颈脱落细胞学涂片检查巴氏Ⅲ级或Ⅲ级以上;TBS分类为不典型鳞状细胞、低度鳞状上皮内病变、高度鳞状上皮内病变。

(2)阴道镜检查时反复可疑阳性或阳性者。

(3)疑有宫颈癌或慢性特异性炎症,需进一步明确诊断者。

实训七　经阴道后穹隆穿刺术

【案例】

李××,已婚女性,30 岁,停经 45 d,阴道流血 3 d,右下腹剧痛 2 h。查体:血压 80/50 mmHg,面色苍白,下腹压痛及反跳痛,移动性浊音阳性。

问题:
1. 该患者的初步诊断是什么?
2. 该患者最简单可靠的诊断操作是什么?

【实训目的】

1. 宫外孕时,抽出腹腔血液明确诊断。
2. 盆腔有液体、积血或积脓时,了解积液性质。
3. 盆腔脓肿的穿刺引流及局部注射药物。
4. 子宫直肠窝内肿块,直接抽吸肿块内容物做涂片,行细胞学检查。

【操作流程】

经阴道后穹隆穿刺术操作流程见表 6-7。

表 6-7　经阴道后穹隆穿刺术操作流程

项目	操作步骤	要点说明
评估	1. 评估患者心理状况、生命体征,告知患者穿刺目的、方法、注意事项及检查过程中可能出现的不适,签署手术同意书 2. 对疑有盆腔内出血者做好急救准备	
准备	1. 操作者:核对、解释操作目的,着装整洁,洗手,戴口罩	
	2. 用物:后穹隆穿刺包一个(治疗碗或弯盘1个、窥器2个,镊子1把,宫颈钳1把,无菌孔巾1个)、碘伏、无菌手套、无菌棉球、棉签、10 mL 注射器一个、一次性垫巾	
	3. 患者:理解操作目的,排空膀胱	
	4. 环境:清洁安静,光线充足,室温适宜	
实施	1. 备齐用物,核对患者,解释目的	
	2. 协助患者脱去右侧裤腿,盖在左侧腿部,右侧腿穿上脚套,暴露会阴部,膀胱截石位于妇科检查床,臀下垫一次性垫巾	◆保护患者隐私
	3. 常规检查无菌包,戴无菌手套	
	4. 操作者面向患者,站在患者两腿之间,消毒外阴,铺无菌孔巾	
	5. 妇科检查了解子宫及附件情况	
	6. 窥器暴露宫颈,消毒宫颈、穹隆、阴道	
	7. 钳夹宫颈后唇并上提,充分暴露阴道后穹隆,再次消毒穿刺部位	
	8. 用 10 mL 注射器接上 12 号穿刺针,于宫颈阴道黏膜交界下方 1 cm 处的后穹隆正中,与宫颈管平行方向刺入,有落空感时,表示进入子宫直肠陷凹,进针 2～3 cm 将针头偏向病侧,一边抽吸,一边退针(图6-6)	◆检查针头是否通畅 ◆术中应严密观察并记录患者生命体征,重视患者的主诉 ◆穿刺时注意进针方向和深度,告知患者禁止移动身体,避免伤及直肠和子宫
	9. 拔出穿刺针,再次消毒穿刺点,观察有无出血	

续表 6-7

项目	操作步骤	要点说明
实施	10. 棉球压迫穿刺点止血，取下宫颈钳，撤出窥器	
	11. 穿刺液静止 5~10 min 观察	◆若抽出血液，应观察血液是否在短时间内凝集，出现血液凝集为血管内血液，血液不凝集为腹腔内血液。抽出液体应注明标记及时送检，并做常规细胞学检查，脓性液体应行细菌培养和药敏试验
	12. 协助患者整理衣裤，交代注意事项	◆嘱半卧位休息，保持外阴清洁
	13. 整理用物，洗手，记录	
评价	1. 熟练操作，步骤正确，动作轻柔	
	2. 严格遵守无菌操作	
	3. 操作中体现人文关怀，注意保护患者隐私	

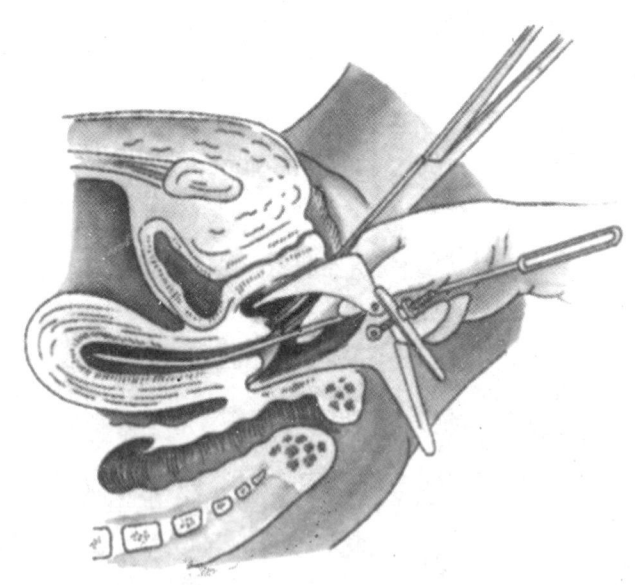

图 6-6 阴道后穹隆穿刺

【注意事项】

1. 穿刺深度及方向要适宜,避免损伤直肠、子宫。误穿入子宫时,有实性组织内穿入感,此时亦可能抽出少许血液,应为鲜红色且易凝固。

2. 若抽出暗红色不凝血液,应考虑异位妊娠或卵巢黄体、滤泡破裂所致出血,根据病情给予相应处理。抽出咖啡色黏稠液应考虑子宫内膜异位囊肿破裂。

3. 若抽出脓液应做细菌涂片检查及培养。抽出腹水按腹水常规送检,并做细胞学检查。

4. 子宫后壁有炎性粘连者慎用,如有肠管粘连应禁用。

5. 严重后倾后屈子宫时,应尽量将子宫体纠正为前位或牵引宫颈前唇,使子宫呈水平位,以免误入子宫肌壁。拔出针头后以棉球压迫止血。

6. 若未能抽出不凝血,也不能完全排除异位妊娠,因内出血量少、血肿位置高或与周围组织粘连时均可造成假阴性。

【相关知识链接】

哪些常见的妇科疾病需要通过后穹隆穿刺协助诊断?为什么?

(1)可疑盆腔出血性疾病:如异位妊娠、黄体破裂、卵巢囊肿破裂等。

(2)盆腔感染性疾病:如盆腔脓肿。

后穹隆是女性站立位时盆腔最低点,此处穿刺可能取到盆腹腔内标本协助诊断。

实训八　宫内节育器放置术

【案例】

王××,29岁,已婚,半年前分娩一男孩,现要求上节育环。查体:T 36.8 ℃,P 82次/min,阴道、宫颈光滑,妇科检查示后位子宫无压痛,双附件无压痛。

问题:

1. 该患者还需完善哪些检查?

2. 怎样放置宫内节育器?

【实训目的】

育龄妇女进行节育、优生优育。

【操作流程】

宫内节育器放置术操作流程见表6-8。

表6-8　宫内节育器放置术操作流程

项目	操作步骤	要点说明
评估	评估患者配合程度、有无禁忌证、放置时间,签署手术同意书	

续表 6-8

项目	操作步骤	要点说明
准备	1. 操作者：着装整洁，洗手，戴口罩	
	2. 用物：上环包（宫颈钳 1 把、窥器 1 个、探针 1 个、弯盘 1 个、上环器 1 个）、宫内节育器、碘伏、无菌棉签、一次性垫巾、手套	◆按使用先后顺序将用物摆放整齐 ◆检查无菌物品包装是否完好，是否在有效期内
	3. 患者：排空膀胱	
	4. 环境：清洁安静，光线充足，室温适宜	◆注重保护患者隐私
实施	1. 核对、解释：核对患者，解释操作目的及注意事项	◆严格执行查对制度
	2. 协助患者脱去右侧裤腿，盖在左侧腿部，右侧腿穿上脚套，暴露会阴部，膀胱截石位于妇科检查床，臀下垫一次性垫巾	
	3. 操作者戴无菌手套，面向患者，站在患者两腿之间。双合诊检查子宫位置、大小及附件情况，脱手套	◆正确判断子宫大小及方向，动作轻柔，减少损伤
	4. 常规消毒外阴，打开上环包，戴无菌手套，助手撕开选用的节育器外包装，取出节育器。有尾丝者测量尾丝总长度，铺无菌巾	◆选择大小合适的宫内节育器
	5. 放入窥器 （1）窥器暴露宫颈，消毒宫颈及阴道穹隆，用宫颈钳夹持宫颈前唇或后唇，拭净宫颈黏液，用棉签蘸消毒液消毒宫颈管 （2）探测宫腔深度：用探针顺子宫方向，探测宫腔深度（图 6-7）	◆探针弯曲的方向正确
	6. 放置节育器 （1）将准备放置的节育器，告知受术者，并示以实物 （2）缓缓牵拉宫颈，拉直子宫轴线 （3）根据节育器的种类按要求放置节育器 （4）将限位器上缘移至宫腔深度的位置，用放置器将节育器推送入宫腔，宫内节育器上缘必须抵达宫底部，撤出放置器（图 6-8）	◆带有尾丝的宫内节育器，测量阴道内尾丝长度，以核对宫内节育器是否放置到位（阴道内尾丝长度 = 尾丝总长度+宫内节育器长度−宫腔深度）。在距宫口 1.5~2 cm 处剪短尾丝

续表 6-8

项目	操作步骤	要点说明
实施	7. 检查宫口无活动性出血,再次消毒宫颈	
	8. 撤出宫颈钳,拭净血液,取出窥阴器	◆严格遵守无菌操作常规
	9. 撤去一次性垫巾,脱手套	
	10. 协助患者整理衣裤,下妇检床,交代注意事项	
	11. 整理用物,洗手,填写手术记录	
评价	1. 操作程序正确,孕妇体位选择适当	
	2. 严格遵守无菌操作	
	3. 操作中注意观察患者反应	
	4. 操作中体现人文关怀,注意保护患者隐私	

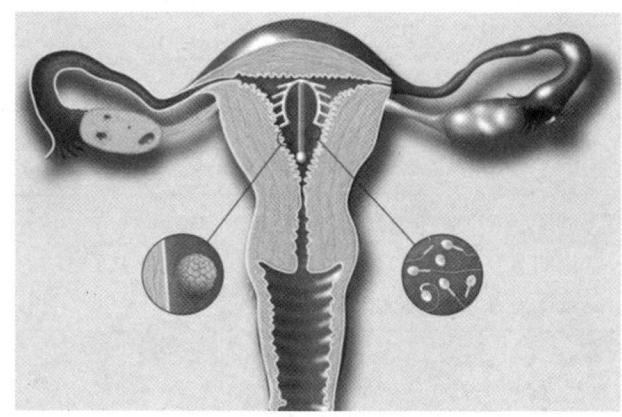

图 6-7　探测宫腔深度

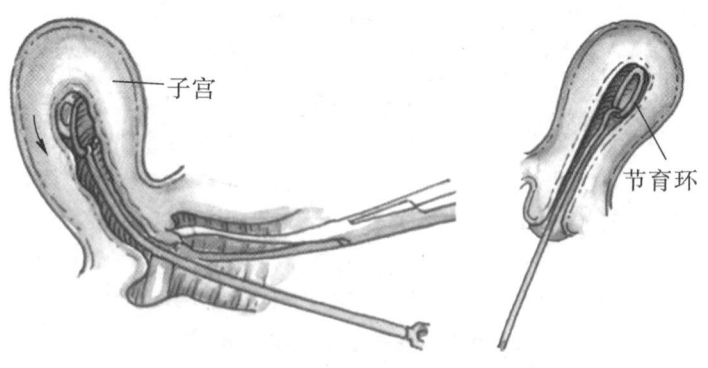

图 6-8　放置宫内节育器

【注意事项】

1.严格执行无菌操作,进入宫腔的器械和节育器不能触碰阴道壁。

2.节育器应放置于宫腔底部。

3.对子宫颈口较紧者,应扩张宫颈口,不可勉强放入,以免损伤和出血。

4.术后休息3 d,1周内避免重体力劳动。

5.术后2周内禁止盆浴和房事。

6.定期随访,一般在术后3个月、6个月各随访1次,1年后每年随访1次。随访内容包括放置节育器后有无异常情况、了解术后月经史、检查节育器是否脱落等,必要时给予相应的处理。

7.阴道大量流血及时复查。

8.放置宫内节育器3个月内,在经期及大便后,应注意宫内节育器是否脱出。

9.放置带尾丝节育器者,经期不宜使用阴道棉塞。

【相关知识链接】

1.宫内节育器的放置时间是什么?

(1)月经干净3~7 d无性交。

(2)人工流产后立即放置。

(3)产后42 d恶露已净,会阴伤口愈合,子宫恢复正常。

(4)含孕激素宫内节育器在月经第4~7 d放置。

(5)自然流产于月经后放置,药物流产后2次正常月经后放置。

(6)哺乳期放置应先排除早孕。

(7)性交后5 d内放置为紧急避孕方法之一。

2.放置宫内节育器的常见并发症有哪些?

(1)节育器异位。

(2)节育器嵌顿或断裂。

(3)节育器下移或脱落。

(4)带器妊娠。

3.放置宫内节育器有哪些适应证和禁忌证?

(1)适应证:凡育龄妇女,自愿放置而无禁忌证者均可放置。

(2)禁忌证:①严重全身性疾患;②急、慢性生殖道炎症;③生殖器官肿瘤;④子宫畸形;⑤宫颈过松、重度陈旧性宫颈裂伤或子宫脱垂;⑥月经异常,如月经过多、过频或不规则出血;⑦子宫腔大小,宫腔大于9 cm或小于5.5 cm者(人工流产时、剖宫产后、正常产后和有剖宫产史者放置及铜固定式节育器除外);⑧有铜过敏者,不能放置含铜节育器。

4.宫内节育器的副作用有哪些?

不规则阴道出血是放置宫内节育器常见的副作用,主要表现为经量增多、经期延长或少量点滴出血,一般不需处理,3~6个月逐渐恢复。少数妇女放置宫内节育器后可出现白带增多或伴有下腹胀痛,应根据具体情况明确诊断后对症处理。

5.宫内节育器的并发症有哪些?如何防治?

(1)感染:抗感染和对症治疗。

1)若炎症较重,应取分泌物做药物敏感试验,根据结果选用抗炎药物。轻度感染,应积极治疗,可不必取出节育器;如经治疗未见明显好转,可及时取出节育器并继续治疗。

2)若盆腔腹膜炎加重,出现盆腔脓肿应采取手术疗法,手术的时机、方式和范围应根据病情决定。

(2)子宫穿孔

1)可疑穿孔或穿孔较小者,术者不应抱有侥幸心理隐瞒病情,应收入院观察治疗。

2)严密观察血压、脉搏、呼吸、腹痛、内出血或外出血的情况变化。定时注射宫缩剂、止血药,应用抗感染药物预防感染。采用保守疗法一般可治愈。

3)若有较大穿孔或合并有内出血者,应及时采取剖腹探查术,若估计所放置的节育器穿透子宫进入腹腔或因取环钩造成穿孔,均应及时开腹探查进行处理。

(3) 节育器异位

1) 经腹或阴道手术取出。

2) 用腹腔镜取出。

3) 节育器部分异位:经阴道取出或经宫腔镜直视下直接取出。

实训九　宫内节育器取出术

【案例】

陈××,28岁,既往月经规律,经量正常。放置宫内节育器2年,准备生育第二胎,要求取出节育器。

问题:
1. 取出宫内节育器的适应证有哪些?
2. 如何取出宫内节育器?

【实训目的】

1. 为计划再生育、放置年限到期、改换其他节育方法、绝经半年者。
2. 带器不良反应或并发症治疗无效者。

【操作流程】

宫内节育器取出术操作流程见表6-9。

表6-9 宫内节育器取出术操作流程

项目	操作步骤	要点说明
评估	评估患者节育器的种类、定位诊断、有无禁忌证,妇科检查了解有无内外生殖器炎症、宫颈口有无节育器尾丝,查清子宫的位置和大小等。签署手术同意书	
准备	1. 操作者:着装整洁,洗手,戴口罩	
	2. 用物:取环包(宫颈钳1把、窥器1个、探针1个、弯盘1个、取环器1个、无菌棉球4个)、碘伏、无菌棉签、一次性垫巾、无菌手套等	◆ 按使用先后顺序将用物摆放整齐
	3. 患者:排空膀胱	
	4. 环境:清洁安静,光线充足,室温适宜	◆ 注意保护患者隐私
实施	1. 核对患者,解释操作目的及注意事项	◆ 严格执行查对制度
	2. 协助患者脱去右侧裤腿,盖在左侧腿部,右侧腿穿上脚套,暴露会阴部,膀胱截石位于妇科检查床,臀下垫一次性垫巾	
	3. 操作者戴无菌手套,面向患者,站在患者两腿之间。双合诊检查子宫位置、大小及附件情况,脱手套	正确判断子宫大小及方向,动作轻柔,减少损伤
	4. 常规消毒外阴,打开取环包,戴无菌手套,铺无菌巾,窥器扩张阴道,消毒阴道和宫颈管,用宫颈钳夹持宫颈前唇	
	5. 探测宫腔深度:用探针顺子宫方向,探测宫腔深度	◆ 探针弯曲的方向正确 ◆ 轻轻探查宫内节育器在宫腔内的位置
	6. 取出宫内节育器:有尾丝者,用血管钳夹住尾丝轻轻牵引取出;不带尾丝的节育器,可用取环钩顺子宫方向,将钩顶端放入宫腔底部,触及节育环后,勾住环下缘轻轻向外牵拉,取出节育器;若环丝断裂或钩取困难,而确定无节育器异位者,可将宫颈口扩大,用细长弯止血钳将节育器夹住取出(图6-9)	◆ 取器困难可在超声下进行操作,必要时在宫腔镜下取出

续表6-9

项目	操作步骤	要点说明
实施	7. 检查宫口无活动性出血,再次消毒	
	8. 撤出宫颈钳,拭净血液,取下宫颈钳、窥器	◆严格遵守无菌操作常规
	9. 撤去一次性垫巾,脱手套	
	10. 协助患者整理衣裤,下妇科检查床,并交代注意事项	
	11. 整理用物,洗手,填写手术记录	
评价	1. 操作程序正确,动作轻柔,避免损伤子宫内膜	
	2. 严格遵守无菌操作	
	3. 操作中稳、准、轻	
	4. 操作中体现人文关怀,护患沟通良好	

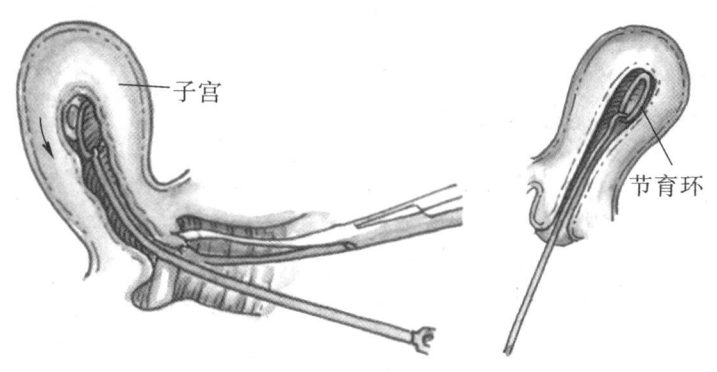

图6-9 宫内节育器取置术

【注意事项】

1. 取环钩的钩端容易损伤子宫内膜或子宫壁,有时可发生子宫穿孔,甚至盆腔脏器损伤,勾取节育器时必须准确、轻柔,不宜反复搅和、勾取。

2. 术后休息1 d。

3. 生育年龄妇女应落实计划生育措施。

【相关知识链接】

1. 取出宫内节育器什么时间合适？
（1）月经干净后 3～7 d 为宜。
（2）带器早期妊娠行人工流产同时取器。
（3）带器异位妊娠术前行诊断性刮宫，或在术后出院前取出宫内节育器。
（4）子宫不规则出血者，随时可取，取出宫内节育器同时需行诊断性刮宫，刮出组织送病理检查，排除子宫内膜病变。

2. 宫内节育器取出的适应证、禁忌证有哪些？
（1）适应证：①计划再生育者；②放置年限到期者；③带器不良反应或并发症治疗无效者；④改换其他节育方法；⑤绝经一年以上者；⑥带器妊娠者。
（2）禁忌证：①各种疾病的急、重期；②急、慢性生殖道炎症。

参考文献

[1] 魏碧蓉. 助产学实训与学习指导[M]. 北京:人民卫生出版社,2019.
[2] 余艳红,陈叙. 助产学[M]. 北京:人民卫生出版社,2017.
[3] 蔡文智. 助产技能实训[M]. 北京:人民卫生出版社,2010.
[4] 郑修霞. 妇产科护理学[M]. 6版. 北京:人民卫生出版社,2017.
[5] 丁炎,李笑天. 实用助产学[M]. 北京:人民卫生出版社,2018.
[6] 贺永杰,林海丽. 妇产科和儿科护理技术[M]. 北京:北京科学技术出版社,2016.
[7] 孙敏,郑晓蕾. 妇产科与儿科护理操作规范[M]. 北京:人民卫生出版社,2016.
[8] 马常兰. 妇产科护理学实训指导[M]. 南京:江苏科学技术出版社,2014.
[9] 闫金凤. 助产技术[M]. 北京:人民卫生出版社,2019.
[10] 金庆跃. 助产综合实训[M]. 2版. 北京:人民卫生出版社,2019.
[11] 崔焱. 儿科护理学[M]. 6版. 北京:人民卫生出版社,2017.